抗击新冠肺炎疫情的中国行动

（2020 年 6 月）

中华人民共和国
国务院新闻办公室

人民出版社

目　录

前　言

新型冠状病毒肺炎是近百年来人类遭遇的影响范围最广的全球性大流行病,对全世界是一次严重危机和严峻考验。人类生命安全和健康面临重大威胁。

这是一场全人类与病毒的战争。面对前所未知、突如其来、来势汹汹的疫情天灾,中国果断打响疫情防控阻击战。中国把人民生命安全和身体健康放在第一位,以坚定果敢的勇气和决心,采取最全面最严格最彻底的防控措施,有效阻断病毒传播链条。14亿中国人民坚韧奉献、团结协作,构筑起同心战疫的坚固防线,彰显了人民的伟大力量。

中国始终秉持人类命运共同体理念,肩负大国担当,同其他国家并肩作战、共克时艰。中国本着依法、公开、透明、负责任态度,第一时间向国际社会通报疫情信息,毫无保留同各方分享防控和救治经验。中国对疫情给各国人民带来的苦难感同身受,尽己所能向国际社会提供人道主义援助,支持全球抗击疫情。

当前，疫情在全球持续蔓延。中国为被病毒夺去生命和在抗击疫情中牺牲的人们深感痛惜，向争分夺秒抢救生命、遏制疫情的人们深表敬意，向不幸感染病毒、正在进行治疗的人们表达祝愿。中国坚信，国际社会同舟共济、守望相助，就一定能够战胜疫情，走出人类历史上这段艰难时刻，迎来人类发展更加美好的明天。

为记录中国人民抗击疫情的伟大历程，与国际社会分享中国抗疫的经验做法，阐明全球抗疫的中国理念、中国主张，中国政府特发布此白皮书。

一、中国抗击疫情的艰辛历程

新冠肺炎疫情是新中国成立以来发生的传播速度最快、感染范围最广、防控难度最大的一次重大突发公共卫生事件，对中国是一次危机，也是一次大考。中国共产党和中国政府高度重视、迅速行动，习近平总书记亲自指挥、亲自部署，统揽全局、果断决策，为中国人民抗击疫情坚定了信心、凝聚了力量、指明了方向。在中国共产党领导下，全国上下贯彻"坚定信心、同舟共济、科学防治、精准施策"总要求，打响抗击疫情的人民战争、总体战、阻击战。经过艰苦卓绝的努力，中国付出巨大代价和牺牲，有力扭转了疫情局势，用一个多月的时间初步遏制了疫情蔓延势头，用两个月左右的时间将本土每日新增病例控制在个位数以内，用 3 个月左右的时间取得了武汉保卫战、湖北保卫战的决定性成果，疫情防控阻击战取得重大战略成果，维护了人民生命安全和身体健康，为维护地区和世界公共卫生安全作出了重要贡献。

截至 2020 年 5 月 31 日 24 时，31 个省、自治区、直辖市和新疆生产建设兵团累计报告确诊病例 83017 例，累计治愈出院病例 78307 例, 累计死亡病例 4634 例, 治愈率 94.3%, 病亡率 5.6% (见图1、2、3、4)。回顾前一阶段中国抗疫历程, 大体分为五个阶段。

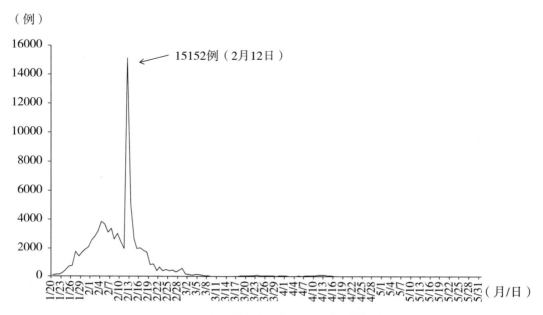

图 1　中国境内新冠肺炎新增确诊病例情况

注:2 月 12 日报告新增确诊病例 15152 例(湖北省累计 13332 例临床诊断病例一次性计入当日新增确诊病例)

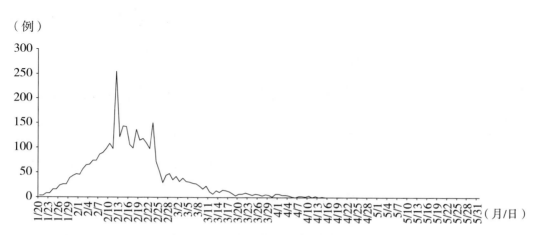

图 2　中国境内新冠肺炎新增死亡病例情况

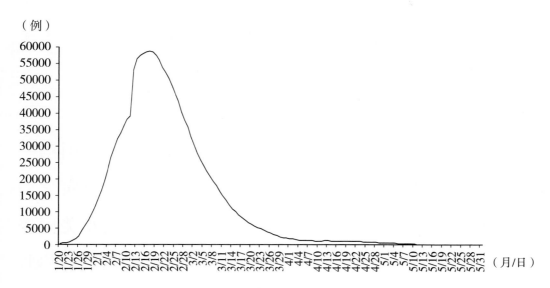

图3 中国境内新冠肺炎现有确诊病例情况

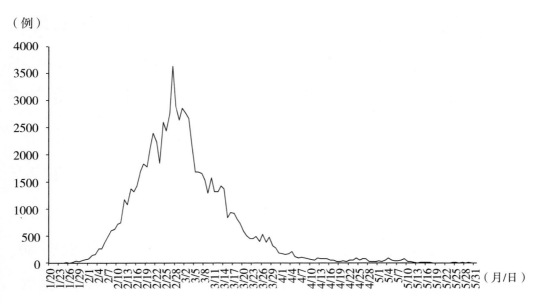

图4 中国境内新冠肺炎新增治愈病例情况

（一）第一阶段：迅即应对突发疫情

（2019 年 12 月 27 日至 2020 年 1 月 19 日）

湖北省武汉市监测发现不明原因肺炎病例，中国第一时间报告疫情，迅速采取行动，开展病因学和流行病学调查，阻断疫情蔓延。及时主动向世界卫生组织以及美国等国家通报疫情信息，向世界公布新型冠状病毒基因组序列。武汉地区出现局部社区传播和聚集性病例，其他地区开始出现武汉关联确诊病例，中国全面展开疫情防控。

（1）2019 年 12 月 27 日，湖北省中西医结合医院向武汉市江汉区疾控中心报告不明原因肺炎病例。武汉市组织专家从病情、治疗转归、流行病学调查、实验室初步检测等方面情况分析，认为上述病例系病毒性肺炎。

（2）12 月 30 日，武汉市卫生健康委向辖区医疗机构发布《关于做好不明原因肺炎救治工作的紧急通知》。国家卫生健康委获悉有关信息后立即组织研究，迅速开展行动。

（3）12 月 31 日凌晨，国家卫生健康委作出安排部署，派出工作组、专家组赶赴武汉市，指导做好疫情处置工作，开展现场调查。武汉市卫生健康委在官方网站发布《关于当前我市肺炎疫情的情况通报》,发现 27 例病例,提示公众尽量避免到封闭、空气不流通的公众场合和人多集中地方,外出可佩戴口罩。当日起,武汉市卫生健康委依法发布疫情信息。

(4)2020 年 1 月 1 日,国家卫生健康委成立疫情应对处置领导小组。1 月 2 日,国家卫生健康委制定《不明原因的病毒性肺炎防控"三早"方案》;中国疾控中心、中国医学科学院收到湖北省送检的第一批 4 例病例标本,即开展病原鉴定。

(5)1 月 3 日,武汉市卫生健康委在官方网站发布《关于不明原因的病毒性肺炎情况通报》,共发现 44 例不明原因的病毒性肺炎病例。国家卫生健康委组织中国疾控中心等 4 家科研单位对病例样本进行实验室平行检测,进一步开展病原鉴定。国家卫生健康委会同湖北省卫生健康委制定《不明原因的病毒性肺炎诊疗方案(试行)》等 9 个文件。当日起,中国有关方面定期向世界卫生组织、有关国家和地区组织以及中国港澳台地区及时主动通报疫情信息。

(6)1 月 4 日,中国疾控中心负责人与美国疾控中心负责人通电话,介绍疫情有关情况,双方同意就信息沟通和技术协作保持密切联系。国家卫生健康委会同湖北省卫生健康部门制定《不明原因的病毒性肺炎医疗救治工作手册》。

（7）1月5日，武汉市卫生健康委在官方网站发布《关于不明原因的病毒性肺炎情况通报》，共发现59例不明原因的病毒性肺炎病例，根据实验室检测结果，排除流感、禽流感、腺病毒、传染性非典型性肺炎和中东呼吸综合征等呼吸道病原。中国向世界卫生组织通报疫情信息。世界卫生组织首次就中国武汉出现的不明原因肺炎病例进行通报。

（8）1月6日，国家卫生健康委在全国卫生健康工作会议上通报武汉市不明原因肺炎有关情况，要求加强监测、分析和研判，及时做好疫情处置。

（9）1月7日，中共中央总书记习近平在主持召开中共中央政治局常务委员会会议时，对做好不明原因肺炎疫情防控工作提出要求。

（10）1月7日，中国疾控中心成功分离新型冠状病毒毒株。

（11）1月8日，国家卫生健康委专家评估组初步确认新冠病毒为疫情病原。中美两国疾控中心负责人通电话，讨论双方技术交流合作事宜。

（12）1月9日，国家卫生健康委专家评估组对外发布武汉市不明原因的病毒性肺炎病原信息，病原体初步判断为新型冠状病毒。中国向世界卫生组织通报疫情信息,将病原学鉴定取得的初步进展分享给世界卫生组织。世界卫生组织网站发布关于中国武汉聚集性肺炎病例的声明,表示在短时间内初步鉴定出新型冠状病毒是一项显著成就。

(13)1月10日,中国疾控中心、中国科学院武汉病毒研究所等专业机构初步研发出检测试剂盒,武汉市立即组织对在院收治的所有相关病例进行排查。国家卫生健康委、中国疾控中心负责人分别与世界卫生组织负责人就疫情应对处置工作通话,交流有关信息。

(14)1月11日起,中国每日向世界卫生组织等通报疫情信息。

(15)1月12日,武汉市卫生健康委在情况通报中首次将"不明原因的病毒性肺炎"更名为"新型冠状病毒感染的肺炎"。中国疾控中心、中国医学科学院、中国科学院武汉病毒研究所作为国家卫生健康委指定机构,向世界卫生组织提交新型冠状病毒基因组序列信息,在全球流感共享数据库(GISAID)发布,全球共享。国家卫生健康委与世界卫生组织分享新冠病毒基因组序列信息。

(16)1月13日,国务院总理李克强在主持召开国务院全体会议时,对做好疫情防控提出要求。

（17）1 月 13 日，国家卫生健康委召开会议，部署指导湖北省、武汉市进一步强化管控措施，加强口岸、车站等人员体温监测，减少人群聚集。世界卫生组织官方网站发表关于在泰国发现新冠病毒病例的声明指出，中国共享了基因组测序结果，使更多国家能够快速诊断患者。香港、澳门、台湾考察团赴武汉市考察疫情防控工作。

（18）1 月 14 日，国家卫生健康委召开全国电视电话会议，部署加强湖北省、武汉市疫情防控工作，做好全国疫情防范应对准备工作。会议指出，新冠病毒导致的新发传染病存在很大不确定性，人与人之间的传播能力和传播方式仍需要深入研究，不排除疫情进一步扩散蔓延的可能性。

（19）1 月 15 日，国家卫生健康委发布新型冠状病毒感染的肺炎第一版诊疗方案、防控方案。

（20）1 月 16 日，聚合酶链式反应（PCR）诊断试剂优化完成，武汉市对全部 69 所二级以上医院发热门诊就医和留观治疗的患者进行主动筛查。

（21）1 月 17 日，国家卫生健康委派出 7 个督导组赴地方指导疫情防控工作。

（22）1 月 18 日，国家卫生健康委发布新型冠状病毒感染的肺炎第二版诊疗方案。

（23）1月18日至19日，国家卫生健康委组织国家医疗与防控高级别专家组赶赴武汉市实地考察疫情防控工作。19日深夜，高级别专家组经认真研判，明确新冠病毒出现人传人现象。

（二）第二阶段：初步遏制疫情蔓延势头

（1月20日至2月20日）

全国新增确诊病例快速增加，防控形势异常严峻。中国采取阻断病毒传播的关键一招，坚决果断关闭离汉离鄂通道，武汉保卫战、湖北保卫战全面打响。中共中央成立应对疫情工作领导小组，并向湖北等疫情严重地区派出中央指导组。国务院先后建立联防联控机制、复工复产推进工作机制。全国集中资源和力量驰援湖北省和武汉市。各地启动重大突发公共卫生事件应急响应。最全面最严格最彻底的全国疫情防控正式展开，疫情蔓延势头初步遏制。（图5）

（1）1月20日，中共中央总书记、国家主席、中央军委主席习近平对新型冠状病毒感染的肺炎疫情作出重要指

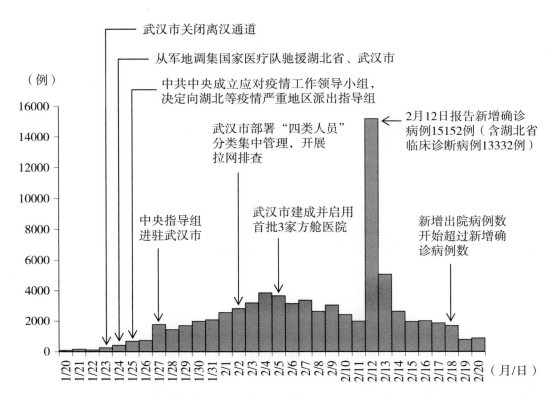

图 5　中国境内新冠肺炎新增确诊病例情况（1 月 20 日至 2 月 20 日）

示,指出要把人民生命安全和身体健康放在第一位,坚决遏制疫情蔓延势头;强调要及时发布疫情信息,深化国际合作。

（2）1 月 20 日,国务院总理李克强主持召开国务院常务会议,进一步部署疫情防控工作,并根据《中华人民共和国传染病防治法》将新冠肺炎纳入乙类传染病,采取甲类传染病管理措施。

（3）1 月 20 日,国务院联防联控机制召开电视电话会议,部署全国疫情防控工作。

（4）1月20日,国家卫生健康委组织召开记者会,高级别专家组通报新冠病毒已出现人传人现象。

（5）1月20日,国家卫生健康委发布公告,将新冠肺炎纳入传染病防治法规定的乙类传染病并采取甲类传染病的防控措施;将新冠肺炎纳入《中华人民共和国国境卫生检疫法》规定的检疫传染病管理。国家卫生健康委发布《新型冠状病毒感染的肺炎防控方案(第二版)》。

（6）1月22日,中共中央总书记、国家主席、中央军委主席习近平作出重要指示,要求立即对湖北省、武汉市人员流动和对外通道实行严格封闭的交通管控。

（7）1月22日,国家卫生健康委发布《新型冠状病毒感染的肺炎诊疗方案(试行第三版)》。国务院新闻办公室就疫情举行第一场新闻发布会,介绍疫情有关情况。国家卫生健康委收到美方通报,美国国内发现首例确诊病例。国家生物信息中心开发的2019新型冠状病毒信息库正式上线,发布全球新冠病毒基因组和变异分析信息。

（8）1月23日凌晨2时许,武汉市疫情防控指挥部发布1号通告,23日10时起机场、火车站离汉通道暂时关闭。交通运输部发出紧急通知,全国暂停进入武汉市道路水路客运班线发班。国家卫生健康委等 6 部门发布《关于严格预防通过交通工具传播新型冠状病毒感染的肺炎的通知》。1 月 23 日至 29 日,全国各省份陆续启动重大突发公共卫生事件省级一级应急响应。

（9）1 月 23 日,中国科学院武汉病毒研究所、武汉市金银潭医院、湖北省疾病预防控制中心研究团队发现新冠病毒的全基因组序列与 SARS—CoV 的序列一致性有 79.5%。国家微生物科学数据中心和国家病原微生物资源库共同建成"新型冠状病毒国家科技资源服务系统",发布新冠病毒第一张电子显微镜照片和毒株信息。

（10）1 月 24 日开始,从各地和军队调集 346 支国家医疗队、4.26 万名医务人员和 965 名公共卫生人员驰援湖北省和武汉市。

（11）1 月 25 日,中共中央总书记习近平主持召开中共中央政治局常务委员会会议,明确提出"坚定信心、同舟共济、科学防治、精准施策"总要求,强调坚决打赢疫情防控阻击战;指出湖北省要把疫情防控工作作为当前头等大事,采取更严格的措施,内防扩散、外防输出;强调要按照集中患者、集中专家、集中资源、集中救治"四集中"原则,将重症病例集中到综合力量强的定点医疗机构进行救治,及时收治所有确诊病人。会议决定,中共中央成立应对疫情工作领导小组,在中央政治局常务委员会领导下开展工作;中共中央向湖北等疫情严重地区派出指导组,推动有关地方全面加强防控一线工作。

(12)1月25日,国家卫生健康委发布通用、旅游、家庭、公共场所、公共交通工具、居家观察等6个公众预防指南。

(13)1月26日,中共中央政治局常委、国务院总理、中央应对疫情工作领导小组组长李克强主持召开领导小组第一次全体会议。国务院办公厅印发通知,决定延长2020年春节假期,各地大专院校、中小学、幼儿园推迟开学。国家药监局应急审批通过4家企业4个新型冠状病毒检测产品,进一步扩大新型冠状病毒核酸检测试剂供给能力。

(14)1月27日,中共中央总书记习近平作出指示,要求中国共产党各级组织和广大党员、干部,牢记人民利益高于一切,不忘初心、牢记使命,团结带领广大人民群众坚决贯彻落实党中央决策部署,全面贯彻"坚定信心、同舟共济、科学防治、精准施策"的要求,让党旗在防控疫情斗争第一线高高飘扬。

(15)1月27日,受中共中央总书记习近平委托,中共中央政治局常委、国务院总理、中央应对疫情工作领导小组组长李克强赴武汉市考察指导疫情防控工作,代表中共中央、国务院慰问疫情防控一线的医护人员。同日,中央指导组进驻武汉市,全面加强对一线疫情防控的指导督导。

（16）1月27日,国家卫生健康委发布《新型冠状病毒感染的肺炎诊疗方案(试行第四版)》。国家卫生健康委负责人应约与美国卫生与公众服务部负责人通话,就当前新型冠状病毒感染的肺炎疫情防控工作进行交流。

（17）1月28日,国家主席习近平在北京会见世界卫生组织总干事谭德塞时指出,疫情是魔鬼,我们不能让魔鬼藏匿;指出中国政府始终本着公开、透明、负责任的态度及时向国内外发布疫情信息,积极回应各方关切,加强与国际社会合作;强调中方愿同世界卫生组织和国际社会一道,共同维护好地区和全球的公共卫生安全。

（18）1月28日,国家卫生健康委发布《新型冠状病毒感染的肺炎防控方案(第三版)》。

（19）1月30日,国家卫生健康委通过官方渠道告知美方,欢迎美国加入世界卫生组织联合专家组。美方当天即回复表示感谢。

（20）1月31日,世界卫生组织宣布新冠肺炎疫情构成

"国际关注的突发公共卫生事件"。国家卫生健康委发布《新型冠状病毒感染的肺炎重症患者集中救治方案》。

（21）2月2日开始，在中央指导组指导下，武汉市部署实施确诊患者、疑似患者、发热患者、确诊患者的密切接触者"四类人员"分类集中管理，按照应收尽收、应治尽治、应检尽检、应隔尽隔"四应"要求，持续开展拉网排查、集中收治、清底排查三场攻坚战。

（22）2月2日，国家卫生健康委负责人致函美国卫生与公众服务部负责人，就双方卫生和疫情防控合作再次交换意见。

（23）2月3日，中共中央总书记习近平主持召开中共中央政治局常务委员会会议，指出要进一步完善和加强防控，严格落实早发现、早报告、早隔离、早治疗"四早"措施；强调要全力以赴救治患者，努力"提高收治率和治愈率""降低感染率和病亡率"。

（24）2月3日，中央指导组从全国调集22支国家紧急医学救援队，在武汉市建设方舱医院。

（25）2月4日，中国疾控中心负责人应约与美国国家过敏症和传染病研究所负责人通电话，交流疫情信息。

（26）2月5日，中共中央总书记、国家主席、中央军委主席、中央全面依法治国委员会主任习近平主持召开中央全面依法治国委员会第三次会议,强调要始终把人民生命安全和身体健康放在第一位,从立法、执法、司法、守法各环节发力,全面提高依法防控、依法治理能力,为疫情防控工作提供有力法治保障。

(27)2月5日,国务院联防联控机制加强协调调度,供应湖北省医用 N95 口罩首次实现供大于需。

(28)2月5日,国家卫生健康委发布《新型冠状病毒感染肺炎诊疗方案(试行第五版)》。

(29)2月7日,国务院联防联控机制印发《关于进一步强化责任落实做好防治工作的通知》,国家卫生健康委发布《新型冠状病毒感染肺炎防控方案(第四版)》。

(30)2月8日,国家卫生健康委在亚太经合组织卫生工作组会议上介绍中国防疫努力和措施。国家卫生健康委向中国驻外使领馆通报新型冠状病毒防控、诊疗、监测、流行病学调查、实验室检测等方案。中美两国卫生部门负责人再次就美方专家参加中国—世界卫生组织联合专家考察组的安排进行沟通。

(31)2月10日,中共中央总书记、国家主席、中央军委主席习近平在北京调研指导新冠肺炎疫情防控工作,并通过视频连线武汉市收治新冠肺炎患者的金银潭医院、协和医院、火神山医院，强调要以更坚定的信心、更顽强的意志、更果断的措施，紧紧依靠人民群众，坚决打赢疫情防控的人民战争、总体战、阻击战；指出湖北和武汉是疫情防控的重中之重，是打赢疫情防控阻击战的决胜之地，武汉胜则湖北胜，湖北胜则全国胜，要打好武汉保卫战、湖北保卫战；强调要按照集中患者、集中专家、集中资源、集中救治"四集中"原则，全力做好救治工作；强调要坚决抓好"外防输入、内防扩散"两大环节，尽最大可能切断传染源，尽最大可能控制疫情波及范围。

（32）2月10日，建立省际对口支援湖北省除武汉市以外地市新冠肺炎医疗救治工作机制，统筹安排19个省份对口支援湖北省武汉市以外16个市州及县级市。

（33）2月11日，国务院联防联控机制加强协调调度，供应湖北省医用防护服首次实现供大于求。

（34）2月11日，中国疾控中心专家应约与美国疾控中心流感部门专家召开电话会议，沟通和分享疫情防控信息。

（35）2月12日，中共中央总书记习近平主持召开中共中央政治局常务委员会会议，指出疫情防控工作到了最吃劲的关键阶段，要毫不放松做好疫情防控重点工作，加强疫情特别严重或风险较大的地区防控;强调要围绕"提高收治率和治愈率""降低感染率和病亡率",抓好疫情防控重点环节;强调要全面增强收治能力,坚决做到"应收尽收、应治尽治",提高收治率;强调要提高患者特别是重症患者救治水平,集中优势医疗资源和技术力量救治患者;强调人口流入大省大市要按照"联防联控、群防群控"要求,切实做好防控工作。

(36)2月13日,美国卫生与公众服务部相关负责人致函中国国家卫生健康委负责人,沟通双方卫生和疫情防控合作等有关安排。

(37)2月14日,中共中央总书记、国家主席、中央军委主席、中央全面深化改革委员会主任习近平主持召开中央全面深化改革委员会第十二次会议,指出确保人民生命安全和身体健康,是中国共产党治国理政的一项重大任务;强调既要立足当前,科学精准打赢疫情防控阻击战,更要放眼长远,总结经验、吸取教训,针对这次疫情暴露出来的短板和不足,抓紧补短板、堵漏洞、强弱项,完善重大疫情防控体制机制,健全国家公共卫生应急管理体系。

(38)2月14日,全国除湖北省以外其他省份新增确诊病例数实现"十连降"。

（39）2月15日，国务院新闻办公室首次在湖北省武汉市举行疫情防控新闻发布会。至2月15日，已有7个诊断检测试剂获批上市，部分药物筛选与治疗方案、疫苗研发、动物模型构建等取得阶段性进展。

（40）2月16日开始，由中国、德国、日本、韩国、尼日利亚、俄罗斯、新加坡、美国和世界卫生组织25名专家组成的中国—世界卫生组织联合专家考察组，利用9天时间，对北京、成都、广州、深圳和武汉等地进行实地考察调研。

（41）2月17日，国务院联防联控机制印发《关于科学防治精准施策分区分级做好新冠肺炎疫情防控工作的指导意见》，部署各地区各部门做好分区分级精准防控，有序恢复生产生活秩序。

（42）2月18日，全国新增治愈出院病例数超过新增确诊病例数，确诊病例数开始下降。中国国家卫生健康委复函美国卫生与公众服务部，就双方卫生与疫情合作有关安排进一步沟通。

（43）2月19日，中共中央总书记习近平主持召开中共中央政治局常务委员会会议，听取疫情防控工作汇报，研究统筹做好疫情防控和经济社会发展工作。

（44）2月19日，国家卫生健康委发布《新型冠状病毒肺炎诊疗方案(试行第六版)》。

(45)2月19日,武汉市新增治愈出院病例数首次大于新增确诊病例数。

(三)第三阶段:本土新增病例数
逐步下降至个位数

(2月21日至3月17日)

湖北省和武汉市疫情快速上升势头均得到遏制,全国除湖北省以外疫情形势总体平稳,3月中旬每日新增病例控制在个位数以内,疫情防控取得阶段性重要成效。根据疫情防控形势发展,中共中央作出统筹疫情防控和经济社会发展、有序复工复产重大决策。(图6)

(1)2月21日,中共中央总书记习近平主持召开中共中央政治局会议,指出疫情防控工作取得阶段性成效,同时,全国疫情发展拐点尚未到来,湖北省和武汉市防控形势依然严峻复杂;强调要针对不同区域情况,完善差异化防控策略,坚决打好湖北保卫战、武汉保卫战,加强力量薄弱地区防控,全力做好北京疫情防控工作;强调要建立与疫情防控相适应的经济社会运行秩序,有序推动复工复产。

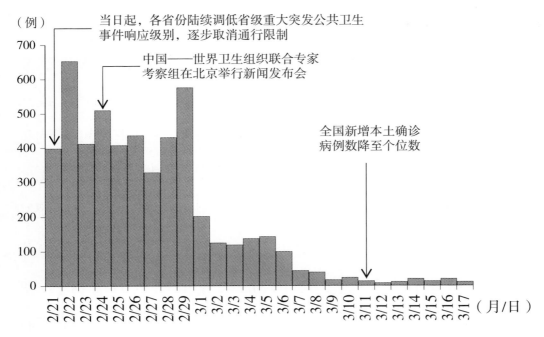

图6　中国境内新冠肺炎新增确诊病例情况（2月21日至3月17日）

（2）2月21日,国务院联防联控机制印发《企事业单位复工复产疫情防控措施指南》,国家卫生健康委发布《新型冠状病毒肺炎防控方案（第五版）》。

（3）2月21日起,各地因地制宜,陆续调低省级重大突发公共卫生事件响应级别,逐步取消通行限制。至2月24日,除湖北省、北京市外,其他省份主干公路卡点全部打通,运输秩序逐步恢复。

（4）2月23日,中共中央总书记、国家主席、中央军委主席习近平出席统筹推进新冠肺炎疫情防控和经济社会发展工作部署会议,通过视频直接面向全国17万名干部进行动员部署,指出新冠肺炎疫情是新中国成立以来在我国发生的传播速度最快、感染范围最广、防控难度最大的一次重大突发公共卫生事件,这是一次危机,也是一次大考,经过艰苦努力,疫情防控形势积极向好的态势正在拓展;强调疫情形势依然严峻复杂,防控正处在最吃劲的关键阶段,要坚定必胜信念,咬紧牙关,继续毫不放松抓紧抓实抓细各项防控工作;强调要变压力为动力、善于化危为机,有序恢复生产生活秩序,强化"六稳"举措,加大政策调节力度,把发展巨大潜力和强大动能充分释放出来,努力实现今年经济社会发展目标任务。

(5)2月24日,中国—世界卫生组织联合专家考察组在北京举行新闻发布会,认为中国在减缓疫情扩散蔓延、阻断病毒人际传播方面取得明显效果,已经避免或至少推迟了数十万人感染新冠肺炎。至2月24日,全国新增确诊病例数已连续5天在1000例以下,现有确诊病例数近一周以来呈现下降趋势,所有省份新增出院病例数均大于或等于新增确诊病例数。

(6)2月25日起,全面加强出入境卫生检疫工作,对出入境人员严格健康核验、体温监测、医学巡查、流行病学调查、医学排查、采样监测,防止疫情跨境传播。

（7）2月26日，中共中央总书记习近平主持召开中共中央政治局常务委员会会议，指出全国疫情防控形势积极向好的态势正在拓展，经济社会发展加快恢复，同时湖北省和武汉市疫情形势依然复杂严峻，其他有关地区疫情反弹风险不可忽视；强调要继续集中力量和资源，全面加强湖北省和武汉市疫情防控；强调要准确分析把握疫情和经济社会发展形势，紧紧抓住主要矛盾和矛盾的主要方面，确保打赢疫情防控的人民战争、总体战、阻击战，努力实现决胜全面建成小康社会、决战脱贫攻坚目标任务。

（8）2月27日，全国除湖北省以外其他省份，湖北省除武汉市以外其他地市，新增确诊病例数首次双双降至个位数。

（9）2月28日，国务院联防联控机制印发《关于进一步落实分区分级差异化防控策略的通知》。

（10）2月29日，中国—世界卫生组织新型冠状病毒肺炎联合考察报告发布。报告认为，面对前所未知的病毒，中国采取了历史上最勇敢、最灵活、最积极的防控措施，尽可能迅速地遏制病毒传播；令人瞩目的是，在所考察的每一个机构都能够强有力地落实防控措施；面对共同威胁时，中国人民凝聚共识、团结行动，才使防控措施得以全面有效的实施;每个省、每个城市在社区层面都团结一致,帮助和支持脆弱人群及社区。

(11)3月2日,中共中央总书记、国家主席、中央军委主席习近平在北京考察新冠肺炎防控科研攻关工作,强调要把新冠肺炎防控科研攻关作为一项重大而紧迫任务,在坚持科学性、确保安全性的基础上加快研发进度,为打赢疫情防控的人民战争、总体战、阻击战提供强大科技支撑;指出尽最大努力挽救更多患者生命是当务之急、重中之重,要加强药物、医疗装备研发和临床救治相结合,切实提高治愈率、降低病亡率;强调要加快推进已有的多种技术路线疫苗研发,争取早日推动疫苗的临床试验和上市使用;指出要把生物安全作为国家总体安全的重要组成部分,加强疫病防控和公共卫生科研攻关体系和能力建设。

(12)3月3日,国家卫生健康委发布《新型冠状病毒肺炎诊疗方案(试行第七版)》,在传播途径、临床表现、诊断标准等多个方面作出修改和完善,强调加强中西医结合。

(13)3月4日,中共中央总书记习近平主持召开中共中央政治局常务委员会会议,指出要加快建立同疫情防控相适应的经济社会运行秩序,完善相关举措,巩固和拓展来之不易的良好势头;强调要持续用力加强湖北省和武汉市疫情防控工作,继续保持"内防扩散、外防输出"的防控策略。

(14)3月6日,中共中央总书记、国家主席、中央军委主席习近平出席决战决胜脱贫攻坚座谈会,指出到2020年现行标准下的农村贫困人口全部脱贫,是中共中央向全国人民作出的郑重承诺,必须如期实现;强调要以更大决心、更强力度推进脱贫攻坚,坚决克服新冠肺炎疫情影响,坚决夺取脱贫攻坚战全面胜利,坚决完成这项对中华民族、对人类都具有重大意义的伟业。

(15)3月6日,全国新增本土确诊病例数降至100例以下,11日降至个位数。

(16)3月7日,国家卫生健康委发布《新型冠状病毒肺炎防控方案(第六版)》。

(17)3月10日,中共中央总书记、国家主席、中央军委主席习近平赴湖北省武汉市考察疫情防控工作,指出经过艰苦努力,湖北和武汉疫情防控形势发生积极向好变化,取得阶段性重要成果,但疫情防控任务依然艰巨繁重,要慎终如始、再接再厉、善作善成,坚决打赢湖北保卫战、武汉保卫战;指出武汉人民识大体、顾大局,不畏艰险、顽强不屈,自觉服从疫情防控大局需要,主动投身疫情防控斗争,作出了重大贡献;指出抗击疫情有两个阵地,一个是医院救死扶伤阵地,一个是社区防控阵地,要充分发挥社区在疫情防控中的重要作用,使所有社区成为疫情防控的坚强堡垒;强调打赢疫情防控人民战争要紧紧依靠人民,把群众发动起来,构筑起群防群控的人民防线。

(18)3 月 11 日,世界卫生组织总干事谭德塞表示,新冠肺炎疫情已具有大流行特征。

(19)3 月 11 日至 17 日,全国每日新增本土确诊病例数维持在个位数。总体上,中国本轮疫情流行高峰已经过去,新增发病数持续下降,疫情总体保持在较低水平。

(20)3 月 17 日,首批 42 支国家援鄂医疗队撤离武汉。

(四) 第四阶段:取得武汉保卫战、湖北保卫战决定性成果

(3 月 18 日至 4 月 28 日)

以武汉市为主战场的全国本土疫情传播基本阻断,离汉离鄂通道管控措施解除,武汉市在院新冠肺炎患者清零,武汉保卫战、湖北保卫战取得决定性成果,全国疫情防控阻击战取得重大战略成果。境内疫情零星散发,境外疫情快

速扩散蔓延,境外输入病例造成关联病例传播。中共中央把握疫情形势发展变化,确定了"外防输入、内防反弹"的防控策略,巩固深化国内疫情防控成效,及时处置聚集性疫情,分类推动复工复产,关心关爱境外中国公民。(图7)

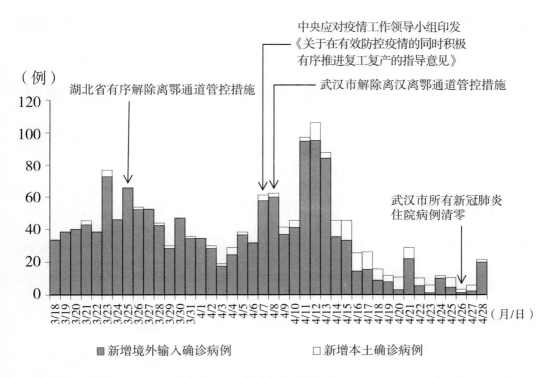

图7 中国境内新冠肺炎新增确诊病例情况(3月18日至4月28日)

(1)3月18日,中共中央总书记习近平主持召开中共中央政治局常务委员会会议,强调要落实外防输入重点任务,完善应对输入性风险的防控策略和政策举措,决不能让来之不易的疫情防控持续向好形势发生逆转;指出要加强对境外中国公民疫情防控的指导和支持,保护他们的生命安全和身体健康。

（2）3月18日，国务院办公厅印发《关于应对新冠肺炎疫情影响强化稳就业举措的实施意见》。

（3）3月18日，全国新增本土确诊病例首次实现零报告。至19日，湖北省以外省份连续7日无新增本土确诊病例。

（4）3月25日，中共中央总书记习近平主持召开中共中央政治局常务委员会会议，听取疫情防控工作和当前经济形势的汇报，研究当前疫情防控和经济工作。

（5）3月25日起，湖北省有序解除离鄂通道管控措施，撤除除武汉市以外地区所有通道（市际、省界通道）检疫站点。湖北省除武汉市以外地区逐步恢复正常生产生活秩序，离鄂人员凭湖北健康码"绿码"安全有序流动。

（6）3月25日，23个省份报告了境外输入确诊病例，防止疫情扩散压力依然很大。

（7）3月26日，国家主席习近平出席二十国集团领导人特别峰会，发表题为《携手抗疫 共克时艰》的讲话。

（8）3月27日，中共中央总书记习近平主持召开中共中央政治局会议，指出要因应国内外疫情防控新形势，及时完善疫情防控策略和应对举措，把重点放在"外防输入、内防反弹"上来,保持疫情防控形势持续向好态势;强调要在疫情防控常态化条件下加快恢复生产生活秩序,力争把疫情造成的损失降到最低限度,努力完成全年经济社会发展目标任务;强调要在做好疫情防控的前提下,支持湖北有序复工复产,做好援企、稳岗、促就业、保民生等工作。

(9)3月29日至4月1日,中共中央总书记、国家主席、中央军委主席习近平前往浙江,就统筹推进新冠肺炎疫情防控和经济社会发展工作进行调研,指出要把严防境外疫情输入作为当前乃至较长一段时间疫情防控的重中之重,增强防控措施的针对性和实效性,筑起应对境外疫情输入风险的坚固防线;强调要准确识变、科学应变、主动求变,善于从眼前的危机、眼前的困难中捕捉和创造机遇;强调要在严格做好疫情防控工作的前提下,有力有序推动复工复产提速扩面,积极破解复工复产中的难点、堵点,推动全产业链联动复工。

(10)4月1日,中国海关在所有航空、水运、陆路口岸对全部入境人员实施核酸检测。

(11)4月4日清明节,举行全国性哀悼活动,全国各地各族人民深切悼念抗击新冠肺炎疫情斗争牺牲烈士和逝世同胞。

（12）4月6日，国务院联防联控机制印发《关于进一步做好重点场所重点单位重点人群新冠肺炎疫情防控相关工作的通知》和《新冠病毒无症状感染者管理规范》。

（13）4月7日，中央应对疫情工作领导小组印发《关于在有效防控疫情的同时积极有序推进复工复产的指导意见》，国务院联防联控机制印发《全国不同风险地区企事业单位复工复产疫情防控措施指南》。各地做好复工复产相关疫情防控，分区分级恢复生产秩序。

（14）4月8日，中共中央总书记习近平主持召开中共中央政治局常务委员会会议，指出要坚持底线思维，做好较长时间应对外部环境变化的思想准备和工作准备；强调"外防输入、内防反弹"防控工作决不能放松；强调要抓好无症状感染者精准防控，把疫情防控网扎得更密更牢，堵住所有可能导致疫情反弹的漏洞；强调要加强陆海口岸疫情防控，最大限度减少境外输入关联本地病例。

（15）4月8日起，武汉市解除持续76天的离汉离鄂通道管控措施，有序恢复对外交通，逐步恢复正常生产生活秩序。

（16）4月10日，湖北省在院治疗的重症、危重症患者首次降至两位数。

（17）4月14日，国务院总理李克强在北京出席东盟与中日韩（10+3）抗击新冠肺炎疫情领导人特别会议并发表讲话，介绍中国统筹推进疫情防控和经济社会发展的经验，提出全力加强防控合作、努力恢复经济发展、着力密切政策协调等合作倡议。

（18）4月15日，中共中央总书记习近平主持召开中共中央政治局常务委员会会议，听取疫情防控工作和当前经济形势汇报，研究疫情防控和经济工作。

（19）4月17日，中共中央总书记习近平主持召开中共中央政治局会议，强调要抓紧抓实抓细常态化疫情防控，因时因势完善"外防输入、内防反弹"各项措施并切实抓好落实，不断巩固疫情持续向好形势；强调要坚持稳中求进工作总基调，在稳的基础上积极进取，在常态化疫情防控中全面推进复工复产达产，恢复正常经济社会秩序，培育壮大新的增长点增长极，牢牢把握发展主动权。

（20）4月17日，武汉市新冠肺炎疫情防控指挥部发布《关于武汉市新冠肺炎确诊病例数确诊病例死亡数订正情况的通报》，对确诊和死亡病例数进行订正。截至4月16日24时，确诊病例核增325例，累计确诊病例数订正为50333例；确诊病例的死亡病例核增1290例，累计确诊病例的死亡数订正为 3869 例。

（21）4 月 20 日至 23 日，中共中央总书记、国家主席、中央军委主席习近平在陕西考察，指出要坚持稳中求进工作总基调，坚持新发展理念，扎实做好稳就业、稳金融、稳外贸、稳外资、稳投资、稳预期工作，全面落实保居民就业、保基本民生、保市场主体、保粮食能源安全、保产业链供应链稳定、保基层运转任务，努力克服新冠肺炎疫情带来的不利影响，确保完成决战决胜脱贫攻坚目标任务，全面建成小康社会。

（22）4 月 23 日，国务院总理李克强主持召开部分省市经济形势视频座谈会，推动做好当前经济社会发展工作。

（23）4 月 26 日，武汉市所有新冠肺炎住院病例清零。

（24）4 月 27 日，中共中央总书记、国家主席、中央军委主席、中央全面深化改革委员会主任习近平主持召开中央全面深化改革委员会第十三次会议，强调中国疫情防控和复工复产之所以能够有力推进，根本原因是中国共产党的领导和中国社会主义制度的优势发挥了无可比拟的重要作用；强调发展环境越是严峻复杂，越要坚定不移深化改革，健全各方面制度，完善治理体系，促进制度建设和治理效能更好转化融合，善于运用制度优势应对风险挑战冲击。

（25）4月27日，经中共中央总书记习近平和中共中央批准，中央指导组离鄂返京。

（五）第五阶段：全国疫情防控进入常态化
（4月29日以来）

境内疫情总体呈零星散发状态，局部地区出现散发病例引起的聚集性疫情，境外输入病例基本得到控制，疫情积极向好态势持续巩固，全国疫情防控进入常态化。加大力度推进复工复产复学，常态化防控措施经受"五一"假期考验。经中共中央批准，国务院联防联控机制派出联络组，继续加强湖北省疫情防控。（图8）

（1）4月29日，中共中央总书记习近平主持召开中共中央政治局常务委员会会议，指出经过艰苦卓绝的努力，湖北保卫战、武汉保卫战取得决定性成果，全国疫情防控阻击战取得重大战略成果；强调要抓好重点地区、重点群体疫情防控工作，有针对性加强输入性风险防控工作。

（2）4月30日，京津冀地区突发公共卫生事件应急响应级别由一级响应调整为二级响应。

（3）5月1日，世界卫生组织宣布，鉴于当前国际疫情形

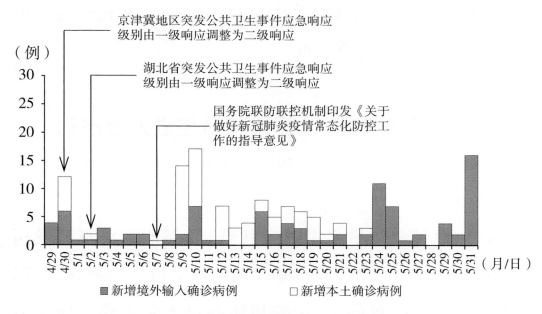

图 8　中国境内新冠肺炎新增确诊病例情况（4 月 29 日至 5 月 31 日）

势,新冠肺炎疫情仍然构成"国际关注的突发公共卫生事件"。

（4）5 月 2 日,湖北省突发公共卫生事件应急响应级别由一级响应调整为二级响应。

（5）5 月 4 日,经中共中央批准,国务院联防联控机制设立联络组,赴湖北省武汉市开展工作。

（6）5 月 6 日,中共中央总书记习近平主持召开中共中央政治局常务委员会会议,指出在党中央坚强领导和全国各族人民大力支持下,中央指导组同湖北人民和武汉人民并肩作战,下最大气力控制疫情流行,努力守住全国疫情防控第一道防线,为打赢疫情防控的人民战争、总体战、阻击战作出了重要贡献;指出中共中央决定继续派出联络组,加强对湖北省和武汉市疫情防控后续工作指导支持,继续指导做好治愈患者康复和心理疏导工作,巩固疫情防控成果,决不能前功尽弃。

(7)5月7日,国务院联防联控机制印发《关于做好新冠肺炎疫情常态化防控工作的指导意见》。

(8)5月8日,中共中央召开党外人士座谈会,就新冠肺炎疫情防控工作听取各民主党派中央、全国工商联和无党派人士代表的意见和建议,中共中央总书记习近平主持座谈会并发表重要讲话,强调面对突如其来的疫情,中共中央高度重视,坚持把人民生命安全和身体健康放在第一位,果断采取一系列防控和救治举措,用一个多月的时间初步遏制了疫情蔓延势头,用两个月左右的时间将本土每日新增病例控制在个位数以内,用3个月左右的时间取得了武汉保卫战、湖北保卫战的决定性成果;指出对一个拥有14亿人口的大国来说,这样的成绩来之不易。

(9)5月11日至12日,中共中央总书记、国家主席、中央军委主席习近平赴山西,就统筹推进常态化疫情防控和经济社会发展工作、巩固脱贫攻坚成果进行调研,强调要坚持稳中求进工作总基调,坚持新发展理念,坚持以供给侧结构性改革为主线,扎实做好"六稳"工作,全面落实"六保"任务,努力克服新冠肺炎疫情带来的不利影响,在高质量转型发展上迈出更大步伐,确保完成决战决胜脱贫攻坚目标任务,全面建成小康社会。

(10)5 月 14 日,中共中央总书记习近平主持召开中共中央政治局常务委员会会议,指出要加强重点地区、重点场所内防反弹工作,近期发生聚集性疫情的地区要有针对性加强防控措施;强调要针对境外疫情的新情况新趋势,采取更加灵活管用的措施,强化外防输入重点领域和薄弱环节。

(11)5 月 15 日,中共中央总书记习近平主持召开中共中央政治局会议,讨论国务院拟提请第十三届全国人民代表大会第三次会议审议的《政府工作报告》稿,指出做好今年工作,要紧扣全面建成小康社会目标任务,统筹推进疫情防控和经济社会发展工作,在常态化疫情防控前提下,坚持稳中求进工作总基调,坚持新发展理念,坚持以供给侧结构性改革为主线,坚持以改革开放为动力推动高质量发展,坚决打好三大攻坚战,扎实做好"六稳"工作,全面落实"六保"任务,坚定实施扩大内需战略,维护经济发展和社会稳定大局,确保完成决战决胜脱贫攻坚目标任务,全面建成小康社会。

（12）5 月 18 日,国家主席习近平在第 73 届世界卫生大会视频会议开幕式上发表题为《团结合作战胜疫情 共同构建人类卫生健康共同体》的致辞。

（13）5 月 21 日至 27 日,全国政协十三届三次会议在北京举行。5 月 22 日至 28 日,十三届全国人大三次会议在北京举行。

二、防控和救治两个战场协同作战

面对突发疫情侵袭,中国把人民生命安全和身体健康放在第一位,统筹疫情防控和医疗救治,采取最全面最严格最彻底的防控措施,前所未有地采取大规模隔离措施,前所未有地调集全国资源开展大规模医疗救治,不遗漏一个感染者,不放弃每一位病患,实现"应收尽收、应治尽治、应检尽检、应隔尽隔",遏制了疫情大面积蔓延,改变了病毒传播的危险进程。"通过全面执行(中国)这些措施可以争取到一些时间,即使只有几天或数周,但这对最终减少新冠肺炎感染人数和死亡人数的价值不可估量。"①

(一) 建立统一高效的指挥体系

在以习近平同志为核心的中共中央坚强领导下,建立

---

① 世界卫生组织网站:《中国—世界卫生组织新型冠状病毒肺炎(COVID-19)联合考察报告》(Report of the WHO-China Joint Mission on Coronavirus Disease 2019 (COVID-19))。https://www.who.int/publications-detail/report-of-the-who-china-joint-mission-on-coronavirus-disease-2019-(covid-19),2020年2月28日。

中央统一指挥、统一协调、统一调度,各地方各方面各负其责、协调配合,集中统一、上下协同、运行高效的指挥体系,为打赢疫情防控的人民战争、总体战、阻击战提供了有力保证。

习近平总书记亲自指挥、亲自部署。习近平总书记高度重视疫情防控工作,全面加强集中统一领导,强调把人民生命安全和身体健康放在第一位,提出"坚定信心、同舟共济、科学防治、精准施策"的总要求,明确坚决打赢疫情防控的人民战争、总体战、阻击战。习近平总书记主持召开14次中央政治局常委会会议、4次中央政治局会议以及中央全面依法治国委员会会议、中央网络安全和信息化委员会会议、中央全面深化改革委员会会议、中央外事工作委员会会议、党外人士座谈会等会议,听取中央应对疫情工作领导小组和中央指导组汇报,因时因势调整防控策略,对加强疫情防控、开展国际合作等进行全面部署;在北京就社区防控、防疫科研攻关等进行考察,亲临武汉一线视察指导,赴浙江、陕西、山西就统筹推进常态化疫情防控和经济社会发展工作、巩固脱贫攻坚成果进行考察调研;时刻关注疫情动态和防控进展,及时作出决策部署。

加强统筹协调、协同联动。中共中央政治局常委、国务院总理、中央应对疫情工作领导小组组长李克强主持召开30余次领导小组会议，研究部署疫情防控和统筹推进经济社会发展的重大问题和重要工作，赴北京、武汉等地和中国疾控中心、中国医学科学院病原生物学研究所、北京西站、首都机场及疫情防控国家重点医疗物资保障调度等平台考察调研。中央指导组指导湖北省、武汉市加强防控工作，以争分夺秒的战时状态开展工作，有力控制了疫情流行，守住了第一道防线。国务院联防联控机制发挥协调作用，持续召开例会跟踪分析研判疫情形势，加强医务人员和医疗物资调度，根据疫情发展变化相应调整防控策略和重点工作。国务院复工复产推进工作机制，加强复工复产统筹指导和协调服务，打通产业链、供应链堵点，增强协同复工复产动能。

各地方各方面守土有责、守土尽责。全国各省、市、县成立由党政主要负责人挂帅的应急指挥机制，自上而下构建统一指挥、一线指导、统筹协调的应急决策指挥体系。在中共中央统一领导下，各地方各方面坚决贯彻中央决策部署，有令必行、有禁必止，严格高效落实各项防控措施，全国形成了全面动员、全面部署、全面加强，横向到边、纵向到底的疫情防控局面。

（二）构建全民参与严密防控体系

　　针对春节期间人员密集、流动性大的特点，中国迅速开展社会动员、发动全民参与，坚持依法、科学、精准防控，在全国范围内实施史无前例的大规模公共卫生应对举措，通过超常规的社会隔离和灵活、人性化的社会管控措施，构建联防联控、群防群控防控体系，打响抗击疫情人民战争，通过非药物手段有效阻断了病毒传播链条。

　　采取有力措施坚决控制传染源。以确诊患者、疑似患者、发热患者、确诊患者的密切接触者等"四类人员"为重点，实行"早发现、早报告、早隔离、早治疗"和"应收尽收、应治尽治、应检尽检、应隔尽隔"的防治方针，最大限度降低传染率。关闭离汉通道期间，武汉对全市421万户居民集中开展两轮拉网式排查，以"不落一户、不漏一人"标准实现"存量清零"，确保没有新的潜在感染源发生。持续提升核酸检测能力，增强试剂盒供应能力，扩充检测机构，缩短检测周期，确保检测质量，实现"应检尽检""即收即检"。湖北省检测周期从2天缩短到4—6小时，日检测量由疫情初期的300人份提升到4月中旬的5万人份以上，缩短了患者确诊时间,降低了传播风险。在全国范围内排查"四类人员",以社区网格为基础单元,采取上门排查与自查自报相结合的方式展开地毯式排查。全面实行各类场所体温筛查,强化医疗机构发热门诊病例监测和传染病网络直报,实行 2 小时网络直报、12 小时反馈检测结果、24 小时内完成现场流行病学调查,及时发现和报告确诊病例和无症状感染者。加强流行病学追踪调查,精准追踪和切断病毒传播途径,截至 5 月 31 日,全国累计追踪管理密切接触者 74 万余人。

第一时间切断病毒传播链。对湖北省、武汉市对外通道实施最严格的封闭和交通管控,暂停武汉及湖北国际客运航班、多地轮渡、长途客运、机场、火车站运营,全国暂停入汉道路水路客运班线发班,武汉市及湖北省多地暂停市内公共交通,阻断疫情向全国以及湖北省内卫生基础设施薄弱的农村地区扩散。对湖北以外地区实施差异化交通管控,湖北省周边省份筑牢环鄂交通管控"隔离带",防止湖北省疫情外溢蔓延。全国其他地区实行分区分级精准防控,对城乡道路运输服务进行动态管控,加强国内交通卫生检疫。采取有效措施避免人员聚集和交叉感染,延长春节假期,取消或延缓各种人员聚集性活动,各类学校有序推迟开学;关闭影院、剧院、网吧以及健身房等场所;对车站、机场、码头、农贸市场、商场、超市、餐馆、酒店、宾馆等需要开放的公共服务类场所,以及汽车、火车、飞机等密闭交通工具,落实环境卫生整治、消毒、通风、"进出检"、限流等措施,进入人员必须测量体温、佩戴口罩;推行政务服务网上办、预约办,推广无接触快递等"不见面"服务,鼓励民众居家和企业远程办公,有效减少人员流动和聚集;在公共场所设置"一米线"并配以明显标识,避免近距离接触。全国口岸实施严格的出入境卫生检疫,防范疫情通过口岸扩散蔓延。实施最严边境管控,取消非紧急非必要出国出境活动。

牢牢守住社区基础防线。城乡社区是疫情联防联控的第一线,是外防输入、内防扩散的关键防线。充分发挥基层主体作用,加强群众自治,实施社区封闭式、网格化管理,把防控力量、资源、措施向社区下沉,组建专兼结合工作队伍,充分发挥街道(乡镇)和社区(村)干部、基层医疗卫生机构医务人员、家庭医生团队作用,将一个个社区、村庄打造成为严密安全的"抗疫堡垒",把防控有效落实到终端和末梢。按照"追踪到人、登记在册、社区管理、上门观察、规范运转、异常就医"的原则,依法对重点人群进行有效管理,开展主动追踪、人员管理、环境整治和健康教育。武汉市全面实施社区 24 小时封闭管理,除就医和防疫相关活动外一律禁止出入,由社区承担居民生活保障。其他地方对城市社区、农村村落普遍实施封闭式管理,人员出入检查登记、测量体温。加强居民个人防护,广泛开展社会宣传,强化个体责任意识,自觉落实居家隔离以及跨地区旅行后隔离 14 天等防控要求,严格执行外出佩戴口罩、保持社交距离、减少聚集等防护措施,养成勤洗手、常通风等良好生活习惯。大力开展爱国卫生运动,提倡文明健康、绿色环保的生活方式。

实施分级、分类、动态精准防控。全国推行分区分级精准施策防控策略,以县域为单位,依据人口、发病情况综合研判,划分低、中、高疫情风险等级,分区分级实施差异化防控,并根据疫情形势及时动态调整名单,采取对应防控措施。低风险区严防输入,全面恢复生产生活秩序;中风险区外防输入、内防扩散,尽快全面恢复生产生活秩序;高风险区内防扩散、外防输出、严格管控,集中精力抓疫情防控。本土疫情形势稳定后,以省域为单元在疫情防控常态化条件下加快恢复生产生活秩序,健全及时发现、快速处置、精准管控、有效救治的常态化防控机制。全力做好北京市疫情防控,确保首都安全。做好重点场所、重点单位、重点人群聚集性疫情防控和处置,加强老年人、儿童、孕产妇、学生、医务人员等重点人群健康管理,加强医疗机构、社区、办公场所、商场超市、客运场站、交通运输工具,托幼机构、中小学校、大专院校以及养老机构、福利院、精神卫生医疗机构、救助站等特殊场所的管控,覆盖全人群、全场所、全社区,不留死角、不留空白、不留隐患。针对输入性疫情,严格落实国境卫生检疫措施,强化从"国门"到"家门"的全链条、闭环式管理,持续抓紧抓实抓细外防输入、内防反弹工作。

为疫情防控提供有力法治保障。依法将新冠肺炎纳入《中华人民共和国传染病防治法》规定的乙类传染病并采取甲类传染病的预防、控制措施,纳入《中华人民共和国国境卫生检疫法》规定的检疫传染病管理,同时做好国际国内法律衔接。一些地方人大常委会紧急立法,在国家法律和法规框架下授权地方政府在医疗卫生、防疫管理等方面,规定临时性应急行政管理措施。严格执行传染病防治法及其实施办法等法律法规,出台依法防控疫情、依法惩治违法犯罪、保障人民生命健康安全的意见,加强治安管理、市场监管,依法惩处哄抬物价、囤积居奇、制假售假等破坏疫情防控的违法犯罪行为,强化防疫物资质量和价格监管,加大打击虚假违法广告力度，保障社会稳定有序。加强疫情防控期间行政执法监督，严格规范执法，公正文明执法，依法化解与疫情相关的法律纠纷，为疫情防控和企业复工复产提供法律保障和服务。加强普法宣传，引导公众依法行事。

遵循科学规律开展防控。新冠病毒是新病毒，对其认识需要有个过程。积极借鉴以往经验，紧密结合中国国情，遵循流行病学规律，探索行之有效的方法手段，用中国办法破解疫情防控难题。注重发挥病毒学、流行病学、临床医学等领域专家作用，及时开展疫情形势分析研判，提出防控策略建议，充分尊重专家意见，增强疫情防控的科学性专业性。秉持科学态度，加强病毒感染、致病机理、传播途径、传播能力等研究，与世界卫生组织及其他国家和地区保持沟通交流。随着对病毒认识的不断深化，及时调整和优化工作措施，不断提升防控水平。根据疫情形势变化和评估结果，先后制修订6版新冠肺炎防控方案，科学规范开展病例监测、流行病学调查、可疑暴露者和密切接触者管理以及实验室检测等工作。针对重点人群、重点场所、重点单位发布15项防控技术方案、6项心理疏导工作方案，并细化形成50项防控技术指南，进一步提高疫情防控的科学性精准性。

（三）全力救治患者、拯救生命

医疗救治始终以提高收治率和治愈率、降低感染率和病亡率的"两提高""两降低"为目标，坚持集中患者、集中专家、集中资源、集中救治"四集中"原则，坚持中西医结合，实施分类救治、分级管理。对重症患者，调集最优秀的医生、最先进的设备、最急需的资源，不惜一切代价进行救治，大幅度降低病亡率；对轻症患者及早干预，尽可能在初期得以治愈，大幅度降低转重率。

集中优势资源加强重症救治。疫情突发导致武汉市医疗资源挤兑。针对疫情初期患者数量激增与床位资源不足的突出矛盾，集中资源和力量在武汉市建设扩充重症定点医院和救治床位，将全部重症危重症患者集中到综合实力最强且具备呼吸道传染性疾病收治条件的综合医院集中开展救治。建成火神山、雷神山两座各可容纳 1000 多张床位的传染病专科医院，改扩建一批定点医院，改造一批综合医院，使重症床位从 1000 张左右迅速增加至 9100 多张，解决了重症患者大规模收治难题。优化重症救治策略，制定个体化医疗救治方案。建立专家巡查制度，定期组织专家团队对武汉市定点医院重症患者救治进行巡诊，评估患者病情和治疗方案。针对超过 80% 的重症患者合并严重基础性疾病情况，实行"一人一策"，建立感染、呼吸、重症、心脏、肾脏等多学科会诊制度，并制定重症、危重症护理规范，推出高流量吸氧、无创和有创机械通气、俯卧位通气等措施。严格落实疑难危重症患者会诊制度、死亡病例讨论制度等医疗质量安全核心制度，强化对治愈出院患者健康监测，确保重症患者救治质量。开展康复者恢复期血浆采集和临床治疗工作，建立应急储备库，截至 5 月 31 日，全国共采集恢复期血浆 2765 人次，1689 人次患者接受恢复期血浆治疗，取得较好治疗效果。

对轻症患者及早干预治疗。及时收治轻症患者，及早实施医疗干预，尽量减少轻症转为重症。完善临床救治体系，全国共指定 1 万余家定点医院，对新冠肺炎患者实行定点集中治疗。建立全国医疗救治协作网络，通过远程会诊方式提供技术支持。武汉市针对患者数量急剧增长、80%左右是轻症的情况，集中力量将一批体育场馆、会展中心等改造成 16 家方舱医院，床位达到 1.4 万余张，使轻症患者应收尽收、应治尽治，减少了社区感染传播，减少了轻症向重症转化。16 家方舱医院累计收治患者 1.2 万余人，累计治愈出院 8000 余人、转院 3500 余人，实现"零感染、零死亡、零回头"。方舱医院是阻击重大传染病的重大创新，使"应收尽收""床位等人"成为现实，有力扭转了防控形势。英国《柳叶刀》社论认为，"中国建造的方舱庇护医院对于缓解医疗卫生系统所承受的巨大压力有着至关重要的作用"。①

及时总结推广行之有效的诊疗方案。坚持边实践、边研究、边探索、边总结、边完善，在基于科学认知和证据积累的基础上，将行之有效的诊疗技术和科技研究成果纳入诊疗方案。先后制修订 7 版新冠肺炎诊疗方案，3 版重型、危重型病例诊疗方案，2 版轻型、普通型管理规范，2 版康复者恢复期血浆治疗方案，1 版新冠肺炎出院患者主要功能障碍康复治疗方案，提高了医疗救治工作的科学性和规范性。最新的第 7 版新冠肺炎诊疗方案增加病理改变内容，增补和调整临床表现、诊断标准、治疗方法和出院标准等，并纳入无症状感染者可能具有感染性、康复者恢复期血浆治疗等新发现。目前，第 7 版诊疗方案已被多个国家借鉴和采

① 《柳叶刀》:《中国持续遏制新冠肺炎疫情》(Sustaining containment of COVID－19 in China) https://www. thelancet. com/journals/lancet/article/PIIS0140－6736(20)30864-3/fulltext，2020 年 4 月 18 日。

用。强化治愈出院患者隔离管理和健康监测,加强复诊复检和康复,实现治疗、康复和健康监测一体化全方位医疗服务。注重孕产妇、儿童等患者差异性诊疗策略,实现不同人群诊疗方案的全覆盖。

充分发挥中医药特色优势。坚持中西医结合、中西药并用,发挥中医药治未病、辨证施治、多靶点干预的独特优势,全程参与深度介入疫情防控,从中医角度研究确定病因病机、治则治法,形成了覆盖医学观察期、轻型、普通型、重型、危重型、恢复期发病全过程的中医诊疗规范和技术方案,在全国范围内全面推广使用。中医医院、中医团队参与救治,中医医疗队整建制接管定点医院若干重症病区和方舱医院,其他方舱医院派驻中医专家。中医药早期介入、全程参与、分类救治,对轻症患者实施中医药早介入早使用;对重症和危重症患者实行中西医结合;对医学观察发热病人和密切接触者服用中药提高免疫力;对出院患者实施中医康复方案,建立全国新冠肺炎康复协作网络,提供康复指导。中医药参与救治确诊病例的占比达到92%。湖北省确诊病例中医药使用率和总有效率超过90%。筛选金花清感颗粒、连花清瘟胶囊/颗粒、血必净注射液和清肺排毒汤、化湿败毒方、宣肺败毒方等"三药三方"为代表的针对不同类型新冠肺炎的治疗中成药和方药，临床疗效确切，有效降低了发病率、转重率、病亡率，促进了核酸转阴，提高了治愈率，加快了恢复期康复。

实施患者免费救治。及时预拨疫情防控资金，确保患者不因费用问题影响就医，确保各地不因资金问题影响医疗救治和疫情防控。截至5月31日，全国各级财政共安排疫情防控资金1624亿元。及时调整医保政策，明确确诊和疑似患者医疗保障政策，对确诊和疑似患者实行"先救治，后结算"。对新冠肺炎患者（包括确诊和疑似患者）发生的医疗费用，在基本医保、大病保险、医疗救助等按规定支付后，个人负担部分由财政给予补助。异地就医医保支付的费用由就医地医保部门先行垫付。截至5月31日，全国确诊住院患者结算人数5.8万人次，总医疗费用13.5亿元，确诊患者人均医疗费用约2.3万元。其中，重症患者人均治疗费用超过15万元，一些危重症患者治疗费用几十万元甚至上百万元，全部由国家承担。

加强医疗机构感染控制和医务人员防护。制定感染控制技术指南和制度文件，明确医疗机构重点区域、就诊流程"三区两通道"建筑布局要求。加强对医务人员的感染控制培训，开展全国督导，确保感染控制措施落实。对疫情严重、院内感染风险高、医疗救治压力大的重点地区重点医院,有针对性地开展指导。加强医疗废物分类收集、运送贮存,做好病亡者遗体处置。在援鄂援汉医疗队中配置感染控制专家,全国支援湖北省和武汉市的医务人员没有感染病例。2月份以后,全国医务人员感染病例报告数明显减少。关心关爱医务人员,制定一系列保障政策,开展心理疏导,妥善安排轮换休整,缓解身体和心理压力,保持一线医务人员战斗力。

（四） 依法及时公开透明发布疫情信息

在全力做好疫情防控的同时,中国以对生命负责、对人民负责、对历史负责、对国际社会负责的态度,建立最严格且专业高效的信息发布制度,第一时间发布权威信息,速度、密度、力度前所未有。持续、权威、清晰的疫情信息,有效回应了公众关切、凝聚了社会共识,为其他国家提供了参考和借鉴。

建立严格的疫情发布机制。依法、及时、公开、透明发布疫情信息,制定严格规定,坚决防止瞒报、迟报、漏报。武汉市从 2019 年 12 月 31 日起依法发布疫情信息,并逐步增加信息发布频次。2020 年 1 月 21 日起,国家卫生健康委每日在官方网站、政务新媒体平台发布前一天全国疫情信息,各省级卫生健康部门每日统一发布前一天本省份疫情信息。2 月 3 日起,国家卫生健康委英文网站同步发布相关数据。

建立分级分层新闻发布制度。坚持国家和地方相结合、现场发布与网上发布相结合,建立多层次多渠道多平台信息发布机制,持续发布权威信息,及时回应国内外关注的疫情形势、疫情防控、医疗救治、科研攻关等热点问题。截至 5 月 31 日,国务院联防联控机制、国务院新闻办公室共举行新闻发布会 161 场,邀请 50 多个部门 490 余人次出席发布会,回答中外媒体 1400 多个提问;湖北省举行 103 场新闻发布会,其他省份共举行 1050 场新闻发布会。

依法适时订正病例数据。本土疫情得到控制后,为确保公开透明、数据准确,武汉市针对疫情早期因收治能力不足导致患者在家中病亡、医院超负荷运转、死亡病例信息登记不全等原因,客观上存在迟报、漏报、误报现象,根据相关法律规定,在深入开展涉疫大数据与流行病学调查的基础上,对确诊和死亡病例数进行了订正,并向社会公开发布。

多渠道多平台传播信息。国家卫生健康委中、英文官方网站和政务新媒体平台设置疫情防控专题页面,发布每日疫情信息,解读政策措施,介绍中国抗疫进展,普及科学防控知识,澄清谣言传言。各省(自治区、直辖市)政府网站及政务新媒体平台及时发布本地疫情信息和防控举措。大力开展应急科普,通过科普专业平台、媒体和互联网面向公众普及科学认知、科学防治知识,组织权威专家介绍日常防控常识,引导公众理性认识新冠肺炎疫情,做好个人防护,消除恐慌恐惧。加强社会舆论引导,各类媒体充分传递抗击疫情正能量,同时发挥舆论监督作用,推动解决疫情防控中出现的问题。

(五) 充分发挥科技支撑作用

科学技术是人类同疾病较量的锐利武器,人类战胜大灾大疫离不开科学发展和技术创新。面对人类未知的新冠病毒,中国坚持以科学为先导,充分运用近年来科技创新成果,组织协调全国优势科研力量,以武汉市为主战场,统筹全国和疫情重灾区,根据疫情发展不同阶段确定科研攻关重点,坚持科研、临床、防控一线相互协同和产学研各方紧密配合,为疫情防控提供了有力科技支撑。

实施科研应急攻关。遵循安全、有效、可供的原则,加快推进药物、疫苗、新型检测试剂等研发和应用。适应疫情防控一线的紧迫需求，围绕"可溯、可诊、可治、可防、可控"，坚持产学研用相结合，聚焦临床救治和药物、疫苗研发、检测技术和产品、病毒病原学和流行病学、动物模型构建5大主攻方向，组织全国优势力量开展疫情防控科技攻关，加速推进科技研发和应用，部署启动83个应急攻关项目。按照灭活疫苗、重组蛋白疫苗、减毒流感病毒载体疫苗、腺病毒载体疫苗、核酸疫苗等5条技术路线开展疫苗研发。目前，已有4种灭活疫苗和1种腺病毒载体疫苗获批开展临床试验，总体研发进度与国外持平，部分技术路线进展处于国际领先。组织科研团队开展科学溯源研究。

坚持科研攻关和临床救治、防控实践相结合。第一时间研发出核酸检测试剂盒，推出一批灵敏度高、操作便捷的检测设备和试剂，检测试剂研发布局涵盖核酸检测、基因测序、免疫法检测等多个技术路径。坚持"老药新用"基本思路，积极筛选有效治疗药物，探索新的治疗手段，在严谨的体外研究和机制研究基础上，不断总结救治经验，推动磷酸氯喹、恢复期血浆、托珠单抗和中医药方剂、中成药等10种药物或治疗手段进入诊疗方案，获得4项临床批件，形成5项指导意见或专家共识。开展试验性临床治疗，加快推广应用临床验证有效的诊疗方法和药物。强化实验室生物安全监管,加强新冠病毒临床检测血液样本和实验室检测生物样本管理。

运用大数据、人工智能等新技术开展防控。充分利用大数据、人工智能等新技术,进行疫情趋势研判,开展流行病学调查,努力找到每一个感染者、穷尽式地追踪密切接触者并进行隔离。建立数据库,依法开展疫情防控风险数据服务,对不同风险人群进行精准识别,预判不同地区疫情风险,为促进人员有序流动和复工复产提供服务。通过5G视频实时对话平台,偏远山区的流行病学调查团队可以与几千公里之外的高级别专家实时互动交流。经公民个人授权,推广个人"健康码""通信大数据行程卡"作为出行、复工复产复学、日常生活及出入公共场所的凭证,根据查询结果进行管控通行和分类处置,实现分区分级的精准识别、精准施策和精准防控。利用大数据技术绘制"疫情地图",通过社区名称、地址和位置,标明疫情传播具体地点、距离、人数等,为公众防范传染提供方便。

此次新冠肺炎疫情防控,为应对重大突发公共卫生事件积累了宝贵经验,同时也暴露出国家公共卫生应急管理体系存在的不足。中国将认真总结疫情防控和医疗救治经验教训，研究采取一系列重要举措，补短板、强弱项。改革完善疾病预防控制体系，建设平战结合的重大疫情防控救治体系，健全应急物资保障体系，加强构建关键核心技术攻关新型举国体制，深入开展爱国卫生运动，不断完善公共卫生体系，切实提高应对突发重大公共卫生事件的能力和水平，更好维护人民生命安全和身体健康。

三、凝聚抗击疫情的强大力量

面对未知病毒突然袭击，中国坚持人民至上、生命至上，举全国之力，快速有效调动全国资源和力量，不惜一切代价维护人民生命安全和身体健康。中国共产党以人民为中心的执政理念，中国集中力量办大事的制度特点，改革开放 40 多年来特别是中共十八大以来积累的雄厚综合国力和国家治理现代化建设的显著成效，中华民族同舟共济、守望相助的文化底色，中国人民深厚的家国情怀、天下情怀，汇聚成抗击疫情的强大合力。

（一）人的生命高于一切

在新冠肺炎疫情突袭，人民生命安全和身体健康受到严重威胁的重大时刻，中国共产党和中国政府始终以对人民负责、对生命负责的鲜明态度，准确分析和把握形势，既多方考量、慎之又慎，又及时出手、坚决果敢，以非常之举应对非常之事,全力保障人民生命权、健康权。

在人民生命和经济利益之间果断抉择生命至上。疫情暴发后,以宁可一段时间内经济下滑甚至短期"停摆",也要对人民生命安全和身体健康负责的巨大勇气,对湖北省和武汉市果断采取史无前例的全面严格管控措施。同时,在全国范围内严控人员流动,延长春节假期,停止人员聚集性活动,决定全国企业和学校延期开工开学,迅速遏制疫情的传播蔓延,避免更多人受到感染。英国《柳叶刀》社论认为,"中国的成功也伴随着巨大的社会和经济代价,中国必须做出艰难的决定,从而在国民健康与经济保护之间获得最佳平衡"。[①] 在疫情防控的关键阶段,准确把握疫情形势变化,作出统筹推进疫情防控和经济社会发展的重大决策,有序恢复生产生活秩序,推动落实分区分级精准复工复产,最大限度保障民生和人民正常生产生活。随着本土疫情防控取得重大战略成果,及时采取"外防输入、内防反弹"的防控策略,坚决防止来之不易的持续向好形势发生逆转,坚决防止人民生命安全再次面临病毒威胁。

---

① 《柳叶刀》:《中国持续遏制新冠肺炎疫情》(Sustaining containment of COVID – 19 in China) https://www.thelancet.com/journals/lancet/article/PIIS0140 – 6736(20)30864–3/fulltext,2020 年 4 月 18 日。

不惜一切代价抢救生命。疫情初期,病毒感染者急剧增多,中国把提高治愈率、降低病亡率作为首要任务,快速充实医疗救治力量,把优质资源集中到救治一线。采取积极、科学、灵活的救治策略,慎终如始、全力以赴救治每一位患者,从出生仅30个小时的婴儿至100多岁的老人,不计代价抢救每一位患者的生命。为了抢救病患,医务人员冒着被感染的风险采集病毒样本,没有人畏难退缩。为满足重症患者救治需要,想尽一切办法筹措人工膜肺(ECMO)设备,能买尽买,能调尽调。武汉市重症定点医院累计收治重症病例9600多例,转归为治愈的占比从14%提高到89%,超过一般病毒性肺炎救治平均水平。对伴有基础性疾病的老年患者,一人一案、精准施策,只要有一丝希望绝不轻易放弃,只要有抢救需要,人员、药品、设备、经费全力保障。疫情发生以来,湖北省成功治愈3000余位80岁以上、7位百岁以上新冠肺炎患者,多位重症老年患者是从死亡线上抢救回来的。一位70岁老人身患新冠肺炎,10多名医护人员精心救护几十天,终于挽回了老人生命,治疗费用近150万元全部由国家承担。

关心关爱海外中国公民。国家时刻挂念海外中国公民的安危,敦促、支持有关国家政府采取有效措施保障当地华侨、留学生、中资机构人员等安全。派出医疗专家组、工作组,开设远程医疗服务平台,为海外中国公民提供科学专业的疫情防控指导。协调外方全力救治在国外确诊感染的中国公民,充分调动国内专家、援外医疗队等资源,积极支持配合外方开展救治。驻外使领馆尽力履行领事保护职能,通过各种渠道宣介疫情防护知识,向留学生发放 100 多万份"健康包"。协助在海外确有困难的中国公民有序回国。

以国之名悼念逝者。4 月 4 日清明节,中国举行全国性哀悼活动,深切悼念抗击疫情斗争牺牲烈士和逝世同胞,为没有等来春天的生命默哀,向所有用生命守护生命的英雄致敬。从最高领导人到普通民众,14 亿中国人民以最深的怀念为牺牲烈士和逝世同胞送行。中国以国家之名和最高仪式祭奠逝者,是国家对人民个体尊严与生命的尊重与敬畏,是 14 亿中国人民集体情感背后的团结和力量。

(二)举全国之力抗击疫情

一方有难,八方支援。疫情发生后,全国上下紧急行动,依托强大综合国力,开展全方位的人力组织战、物资保障战、科技突击战、资源运动战,全力支援湖北省和武汉市抗击疫情,在最短时间集中最大力量阻断疫情传播。"中方行动速度之快、规模之大,世所罕见,展现出中国速度、中国规模、中国效率"。①

开展新中国成立以来规模最大的医疗支援行动。调动全国医疗资源和力量,全力支持湖北省和武汉市医疗救治。自1月24日除夕至3月8日,全国共调集346支国家医疗队、4.26万名医务人员、900多名公共卫生人员驰援湖北。19个省份以对口支援、以省包市的方式支援湖北省除武汉市以外16个地市,各省在发生疫情、防控救治任务十分繁重的情况下,集中优质医疗资源支援湖北省和武汉市。人民解放军派出4000多名医务人员支援湖北,承担火神山医院等3家医疗机构的医疗救治任务,空军出动运输机紧急运送医疗物资。各医疗队从接受指令到组建2小时内完成,24小时内抵达,并自带7天防护物资,抵达后迅速开展救治。在全国紧急调配全自动测温仪、负压救护车、呼吸机、心电监护仪等重点医疗物资支援湖北省和武汉市(表1)。从全国调集4万名建设者和几千台机械设备,仅用10天建成有1000张病床的火神山医院,仅用12天建成有

---

① 谭德塞:《习近平会见世界卫生组织总干事谭德塞》,新华网,http://www.xinhuanet.com/politics/leaders/2020-01/28/c_1125508831.htm,2020年1月28日。

1600 张病床的雷神山医院。短短 10 多天建成 16 座方舱医院，共有 1.4 万余张床位。加强临床血液供应，10 个省份无偿支援湖北省红细胞 4.5 万单位，血小板 1762 个治疗量，新鲜冰冻血浆 137 万毫升（不含恢复期血浆）。大规模、强有力的医疗支援行动，有力保障了湖北省和武汉市救治，极大缓解了重灾区医疗资源严重不足的压力。

表1：疫情发生以来调往湖北省医疗物资情况（截至 4 月 30 日）

序号	类别	品种	单位	数量
1	医疗设备	全自动测温仪	台	20033
2		负压救护车	辆	1065
3		呼吸机	台	17655
4		心电监护仪	台	15746
5	消杀用品	84 消毒液	吨	1874
6		免洗洗手液	万瓶	71.4
7	防护用品	医用手套	万副	198.7
8		防护服	万套	773
9		医用 N95 口罩	万只	498
10		医用非 N95 口罩	万只	2720
11	防控药品	磷酸氯喹	万片/粒	40
12		阿比多尔	万片/粒	360

大力加强医疗物资生产供应和医疗支持服务。疫情防控阻击战，也是后勤保障战。疫情初期，武汉市医疗防护物资极度短缺，为了节省防护用品、争分夺秒抢救病患，一线

医护人员克服困难,最大限度地延长防护用品使用时间。为尽快解决医疗资源短缺和病患急剧增多的突出矛盾,中国充分发挥制造业门类全、韧性强和产业链完整配套的优势,克服春节假期停工减产等不利因素,开足马力,深挖潜力,全力保障上下游原料供应和物流运输,保证疫情防控物资的大规模生产与配送。医疗企业克服工人返岗不足等困难,以最快速度恢复医疗用品生产,最大限度扩大产能。其他行业企业迅速调整转产,生产口罩、防护服、消毒液、测温仪等防疫物资,有效扩大了疫情防控物资的生产供应。快速启动防控医疗物资应急审批程序,全面加强质量安全监管,确保以最快的速度批准上市、促产保供,截至 5 月 31日,共应急批准 17 个药物和疫苗的 19 件临床试验申请,附条件批准 2 个疫情防控用药上市。在各方共同努力下,医用物资产能不断提升,医用物资保供实现从"紧缺"到"紧平衡""动态平衡""动态足额供应"的跨越式提升(表 2)。2 月初,医用非 N95 口罩、医用 N95 口罩日产量分别为 586万只、13 万只,到 4 月底分别超过 2 亿只、500 万只。畅通供应链条和物流渠道,建立联保联供协作机制,源源不断地把全国支援物资运送到疫情防控重点地区。

表 2：重点医疗物资生产情况（截至 4 月 30 日）

类别	指标 产品	日产能	日产量	日产量较疫情初期（1 月底）增长倍数
1 防护用品	医用防护服（万套）	189	80	90.6 倍
2 消杀用品	免洗手消毒液（吨）	409	308	2.6 倍
	84 消毒液（万箱）	36.6	11.7	1.6 倍
3 医疗设备	全自动红外测温仪（万台）	1.07	0.34	23.3 倍
4 检测用品	病毒检测试剂（万人份）	1020	760	58 倍

统筹协调生活物资保障。离汉通道关闭后，武汉市近千万人居家隔离，每天需要消耗大量的粮食、蔬菜、肉蛋奶。加强联动协调，建立央地协同、政企联动的 9 省联保联供协作和 500 家应急保供企业调运机制，加大粮油供应力度，投放中央冻猪肉储备，提升蔬菜大省产品供应能力，组织紧急物资运输队伍，全力保障湖北省特别是武汉市居民生活必需品的生产、库存、供应和价格稳定。1 月 27 日至 3 月 19 日，全国通过铁路、公路、水运、民航、邮政快递等运输方式向湖北地区运送防疫物资和生活物资 92.88 万吨，运送电煤、燃油等生产物资 148.7 万吨，煤、电、油、气、热等能源供应充足，保障了湖北省、武汉市社会正常运转和隔离措施顺利实施。武汉市将生活物资配送纳入社区服务，打通生活

物资配送从商场、超市到小区的最后环节,通过无接触配送方式将经过检疫、符合防疫标准的蔬菜直送社区,保障了隔离期间居民生活需要和防疫安全。

社会力量广泛参与。工会、共青团、妇联等人民团体和群众组织,组织动员所联系群众积极投身疫情防控。城乡居民、企业、社会组织等纷纷捐款捐物、献出爱心。各级慈善组织、红十字会加强捐赠资金和物资的调配和拨付,将捐赠款物重点投向湖北省和武汉市等疫情严重地区。截至5月31日,累计接受社会捐赠资金约389.3亿元、物资约9.9亿件,累计拨付捐款资金约328.3亿元、物资约9.4亿件。

疫情发生后,港澳台同胞和海外侨胞通过各种方式和渠道伸出援手,积极捐款和捐赠各类防疫物资,体现了浓浓的同胞亲情,体现了海内外中华儿女守望相助、共克时艰的凝聚力向心力。

(三) 平衡疫情防控与经济社会民生

在毫不放松加强疫情防控的同时,稳妥有序放开经济和社会活动,做好"六稳"工作,落实"六保"任务,形成同疫情防控相适应的经济社会运行秩序,努力将疫情对经济社会发展的冲击和影响降到最低,为抗击疫情提供有力的物资保障和社会保障。

保持社会稳定、有序运转。着力加强社会安全稳定工作,加强社会治安管理,强化防疫物资质量和价格监管,维护市场秩序和社会稳定。及时出台受疫情影响困难群众兜底保障政策,有效保障基本生活。将心理危机干预纳入疫情防控,妥善处理疫情防控中思想和心理问题,加强思想引导和心理疏导,培育理性平和、积极健康的心态,及时预防化解涉疫矛盾纠纷。疫情大考下,在交通管制、全民居家隔离等严格管控措施的情况下,不论是城市还是农村,水、电、燃气、通信不停,生活物资供应不断,社会秩序不乱,食品、药品、能源、基础工业品、基本公共服务等关系国计民生的重点行业有序运转,14 亿人民的基本民生得到有效保障,经济社会大局保持了稳定有序。

有序推动复工复产。密集制定出台多项政策,为企业特别是中小企业和个体工商户减负纾困,实施减费降税,增加财政补贴,加大金融支持,减负稳岗扩就业,优化政府服务。各地方及时制定实施细则,将疫情防控、公共事业运行、群众生活必需等领域的 1 万多家企业列为重点,通过租用专车、专列、包机等方式"点对点""一站式"帮助农民工返岗，并从个人防护物资、人流、物流等方面为企业复工提供全方位服务。针对公共交通运输、餐饮、住宿、旅游、体育、娱乐等受疫情影响较大的行业，采取免征增值税等税收优惠政策。阶段性减免企业社保费，缓缴住房公积金，免收公路通行费，降低企业用电用气价格，减轻小微企业和个体工商户房租负担。对中小微企业贷款实施临时性延期还本付息、新增优惠利率贷款。支持大学生、农民工等重点群体创业就业，扩大中小微企业稳岗返还政策受益面，发力稳就业，促进中小企业发展。用好用足出口退税、出口信用保险政策，扩大出口信贷投放，开拓多元化市场，加快压减外资准入负面清单，持续扩大外资市场准入，为企业"补血""减负""拓空间"。国有企业发挥主力军作用，带动上下游产业和中小企业全面复工复产。截至4月底，全国规模以上工业企业复工率超过99%，中小微企业复工率达到88.4%，重大项目复工率超过95%；湖北全省规模以上工业企业复工率、员工到岗率分别达到98.2%、92.1%，整体接近全国平均水平。一批国家重点科技专项、超级民生工程、重大标志性外资项目重现往日繁忙景象。中国经济运行加快回归常态，经济活力正在快速释放。

公众生活逐步恢复。随着疫情防控形势积极向好，公众日常生活逐步恢复。公共交通全面恢复运行,餐饮门店有序开放堂食。"五一"假期重新绽放活力,全国铁路、道路、水路、民航累计发送旅客 1.21 亿人次,全国累计接待国内游客 1.15 亿人次,实现国内旅游收入 475.6 亿元,经受住了疫情和假期的双重考验。在落实防控措施前提下,全面开放商场、超市、宾馆、餐馆等生活场所。全国分批分次复学复课,截至 5 月 31 日,各省(自治区、直辖市)和新疆生产建设兵团中小学部分学段均已开学,共有 1.63 亿学生(含幼儿园)返校。中国社会正在恢复往常热闹景象,人气日益回暖,消费逐步复苏。

(四)14 亿中国人民坚韧奉献守望相助

国家兴亡,匹夫有责。14 亿中国人民,不分男女老幼,不论岗位分工,都自觉投入抗击疫情的人民战争,坚韧团结、和衷共济,凝聚起抗击疫情的磅礴力量。14 亿中国人民都是抗击疫情的伟大战士。

医务工作者白衣执甲、逆行出征。从年逾古稀的院士专家,到 90 后、00 后的年轻医护人员,面对疫情义无反顾、坚定前行。54 万名湖北省和武汉市医务人员冲锋在前,4

万多名军地医务人员第一时间驰援湖北省和武汉市,数百万名医务人员战斗在全国抗疫一线。他们以对人民的赤诚和对生命的敬佑,争分夺秒、舍生忘死、连续作战,挽救了一个又一个垂危生命,用血肉之躯构筑起阻击病毒的钢铁长城,为病毒肆虐的漫漫黑夜带来了光明,守护了国家和民族生生不息的希望。他们与病毒直面战斗,承受难以想象的身体和心理压力,付出巨大牺牲,2000多人确诊感染,几十人以身殉职。没有人生而英勇,只是选择了无畏。中国医生的医者仁心和大爱无疆,永远铭刻在中华民族历史上,永远铭刻在中国人民心中。

武汉人民和湖北人民顾全大局、顽强不屈,为阻击病毒作出巨大牺牲。武汉人民、湖北人民面对离汉离鄂通道关闭后与外隔绝、交通停滞、城市"停摆",克服了近距离接触病毒、医疗资源和生活物资紧张以及长时间隔离带来的困难,忍住失去至爱亲朋的痛苦,服从大局,咬紧牙关,团结坚守。在伟大的抗疫战争中,英雄的武汉人民、湖北人民将载入史册为人们所铭记。

社区工作者、公安民警、海关关员、基层干部、下沉干部不辞辛苦、日夜值守,为保护人民生命安全牺牲奉献。400万名社区工作者奋战在全国65万个城乡社区中,监测疫情、测量体温、排查人员、站岗值守、宣传政策、防疫消杀，认真细致，尽职尽责，守好疫情防控"第一关口"。公安民警及辅警驻守医院、转运病人、街道巡逻、维护秩序，面对急难险重任务勇挑重担，130多人牺牲在工作岗位。海关关员依法履行卫生检疫职责，筑牢口岸检疫防线。社区防控一线广大党员、干部及时将党和政府的声音传导到基层，组织动员群众做好防控，积极为群众排忧解难，抓实抓细网格服务管理。

快递小哥、环卫工人、道路运输从业人员、新闻工作者、志愿者等各行各业工作者不惧风雨、敬业坚守。疫情期间，千家万户关门闭户，数百万快递员顶风冒雪、冒疫前行，在城市乡村奔波，给人们送来温暖。全国180万环卫工人起早贪黑、不辞辛劳，高标准做好卫生清扫、消毒杀菌、医疗废物集中处理、垃圾清理清运。数千万道路运输从业人员坚守岗位，许多城市出租车司机没有停工，有力保障疫情防控、生产生活物资运输和复工复产。新闻工作者不惧风险、深入一线，记录中国抗疫的点点滴滴，传递中国人民抗击疫情的温情和力量。许多普通人投入一线志愿服务，社区值守、排查患者、清洁消杀、买药送菜，缓解居民燃眉之急。据不完全统计，截至5月31日，全国参与疫情防控的注册志愿者达到 881 万人, 志愿服务项目超过 46 万个, 记录志愿服务时间超过 2.9 亿小时。

广大民众扛起责任、众志成城, 自觉参与抗击疫情。 危难面前, 中国人民对中国共产党和中国政府高度信任, 勇敢承担起社会责任, 为取得抗疫胜利约束自我乃至牺牲自我。疫情暴发正值春节假期, 国家一声令下, 全民响应, 一致行动, 整个社会紧急停下脚步。人们取消了春节期间的走亲访友和各种聚会, 克服困难就地隔离, 外出自觉佩戴口罩、测量体温、保持社交距离。保护自己就是保护别人、就是为国家作贡献成为社会共识和每个人的自觉行动。人们长时间在家隔离, 上网课、学美食、陪家人, 用各种方式缓解压力, 以积极乐观的态度抗击疫情。"所有好的做法如果想要奏效, 必须要有公众的集体意愿。正因如此, 中国有能力通过传统公共卫生干预方法应对一种新型的未知病毒"[1]。

重大危机是考验执政党执政理念、执政效能的试金石。中国在较短时间内遏制疫情蔓延, 根本在于中国共产党的

---

[1] 中国—世界卫生组织联合专家考察组新闻发布会, 北京, 2020 年 2 月 24 日。

坚强领导。中国共产党有坚强有力的领导核心,有以人民为中心的执政理念,面对疫情危机,迅速科学作出决策,实行高效有力的危机应对。中国共产党严密的组织体系和高效的运行机制,在短时间内建立横向到边、纵向到底的危机应对机制,有效调动各方积极性,全国上下令行禁止、统一行动。中国共产党460多万个基层组织,广泛动员群众、组织群众、凝聚群众、服务群众,筑起一座座抗击疫情的坚强堡垒。在疫情危及人民生命安全的危难关头,共产党员冲在最前面,全国3900多万名党员、干部战斗在抗疫一线,1300多万名党员参加志愿服务,近400名党员、干部为保卫人民生命安全献出了宝贵生命。广大党员自觉捐款,为疫情防控斗争真情奉献。注重在疫情考验中锤炼党员干部,检验为民初心和责任担当,对湖北省委和武汉市委领导班子作出调整补充,对不担当、不作为、失职渎职的党员干部严肃问责,对敢于担当、认真负责的党员干部大力褒奖、大胆使用,立起了鲜明导向。历经疫情磨砺,中国人民更加深切地认识到,风雨来袭,中国共产党的领导是最重要的保障、最可靠的依托,对中国共产党更加拥护和信赖,对中国制度更加充满信心。

四、共同构建人类卫生健康共同体

当前,新冠肺炎疫情仍在全球肆虐,每天都有许多生命逝去。面对严重危机,人类又一次站在了何去何从的十字路口。坚持科学理性还是制造政治分歧?加强团结合作还是寻求脱钩孤立?推进多边协调还是奉行单边主义?迫切需要各个国家作出回答。中国主张,各国应为全人类前途命运和子孙后代福祉作出正确选择,秉持人类命运共同体理念,齐心协力、守望相助、携手应对,坚决遏制疫情蔓延势头,打赢疫情防控全球阻击战,护佑世界和人民康宁。

(一) 中国感谢和铭记国际社会
宝贵支持和帮助

在中国疫情防控形势最艰难的时候,国际社会给予了中国和中国人民宝贵的支持和帮助。全球 170 多个国家领导人、50 个国际和地区组织负责人以及 300 多个外国政党和政治组织向中国领导人来函致电、发表声明表示慰问支持。77 个国家和 12 个国际组织为中国人民抗疫斗争提供捐赠,包括医用口罩、防护服、护目镜、呼吸机等急用医疗物资和设备。84 个国家的地方政府、企业、民间机构、人士向中国提供了物资捐赠。金砖国家新开发银行、亚洲基础设施投资银行分别向中国提供 70 亿、24.85 亿元人民币的紧急贷款,世界银行、亚洲开发银行向中国提供国家公共卫生应急管理体系建设等贷款支持。中国感谢国际社会给予的宝贵理解和支持,中国人民永远铭记在心。中华民族是懂得感恩、投桃报李的民族,中国始终在力所能及的范围内为国际社会抗击疫情提供支持。

(二) 中国积极开展国际交流合作

疫情发生以来,中国始终同国际社会开展交流合作,加强高层沟通,分享疫情信息,开展科研合作,力所能及为国际组织和其他国家提供援助,为全球抗疫贡献中国智慧、中国力量。中国共产党同 110 多个国家的 240 个政党发出共同呼吁,呼吁各方以人类安全健康为重,秉持人类命运共同体理念,携手加强国际抗疫合作。

习近平主席亲自推动开展国际合作。疫情发生以来，习近平主席同近 50 位外国领导人和国际组织负责人通话或见面，介绍中国抗疫努力和成效，阐明中国始终本着公开、透明、负责任的态度，及时发布疫情信息，分享防控和救治经验，阐明中国对其他国家遭受的疫情和困难感同身受，积极提供力所能及的帮助，呼吁各方树立人类命运共同体意识，加强双多边合作，支持国际组织发挥作用，携手应对疫情挑战。习近平主席出席二十国集团领导人特别峰会并发表讲话，介绍中国抗疫经验，提出坚决打好新冠肺炎疫情防控全球阻击战、有效开展国际联防联控、积极支持国际组织发挥作用、加强国际宏观经济政策协调等 4 点主张和系列合作倡议，呼吁国际社会直面挑战、迅速行动。5 月 18 日，习近平主席在第 73 届世界卫生大会视频会议开幕式上发表致辞，呼吁各国团结合作战胜疫情，共同构建人类卫生健康共同体，提出全力搞好疫情防控、发挥世界卫生组织作用、加大对非洲国家支持、加强全球公共卫生治理、恢复经济社会发展、加强国际合作等 6 点建议，并宣布两年内提供 20 亿美元国际援助、与联合国合作在华设立全球人道主义应急仓库和枢纽、建立 30 个中非对口医院合作机制、中国新冠疫苗研发完成并投入使用后将作为全球公共产品、同二十国集团成员一道落实"暂缓最贫困国家债务偿付倡议"等中国支持全球抗疫的一系列重大举措。

同国际社会分享疫情信息和抗疫经验。中国及时向国际社会通报疫情信息，交流防控经验，为全球防疫提供了基础性支持。疫情发生后，中国第一时间向世界卫生组织、有关国家和地区组织主动通报疫情信息，分享新冠病毒全基因组序列信息和新冠病毒核酸检测引物探针序列信息，定期向世界卫生组织和有关国家通报疫情信息。中国与东盟、欧盟、非盟、亚太经合组织、加共体、上海合作组织等国际和地区组织，以及韩国、日本、俄罗斯、美国、德国等国家，开展70多次疫情防控交流活动。国家卫生健康委汇编诊疗和防控方案并翻译成3个语种，分享给全球180多个国家、10多个国际和地区组织参照使用，并与世界卫生组织联合举办"新冠肺炎防治中国经验国际通报会"。国务院新闻办公室在武汉举行两场英文专题发布会，邀请相关专家和一线医护人员介绍中国抗疫经验和做法。中国媒体开设"全球疫情会诊室""全球抗疫中国方案"等栏目，为各国开展交流搭建平台。中国智库和专家通过多种方式开展对外交流。中国—世界卫生组织联合专家考察组实地考察调研北京、成都、广州、深圳和武汉等地一线疫情防控工作,高度评价中国抗疫的努力和成效。

向国际社会提供人道主义援助。在自身疫情防控仍然面临巨大压力的情况下,中国迅速展开行动,力所能及地为国际社会提供援助。向世界卫生组织提供两批共5000万美元现汇援助,积极协助世界卫生组织在华采购个人防护用品和建立物资储备库,积极协助世界卫生组织"团结应对基金"在中国筹资,参与世界卫生组织发起的"全球合作加速开发、生产、公平获取新冠肺炎防控新工具"倡议。积极开展对外医疗援助,截至5月31日,中国共向27个国家派出29支医疗专家组,已经或正在向150个国家和4个国际组织提供抗疫援助;指导长期派驻在56个国家的援外医疗队协助驻在国开展疫情防控工作,向驻在国民众和华侨华人提供技术咨询和健康教育,举办线上线下培训400余场;地方政府、企业和民间机构、个人通过各种渠道,向150多个国家、地区和国际组织捐赠抗疫物资。中国政府始终关心在华外国人士的生命安全和身体健康,对于感染新冠肺炎的外国人士一视同仁及时进行救治。

有序开展防疫物资出口。中国在满足国内疫情防控需要的基础上,想方设法为各国采购防疫物资提供力所能及的支持和便利,打通需求对接、货源组织、物流运输、出口通关等方面堵点,畅通出口环节,有序开展防疫物资出口。采取有力措施严控质量、规范秩序,发布防疫用品国外市场准入信息指南,加强防疫物资市场和出口质量监管,保质保量向国际社会提供抗击疫情急需的防疫物资。3月1日至5月31日,中国向200个国家和地区出口防疫物资,其中,口罩706亿只,防护服3.4亿套,护目镜1.15亿个,呼吸机9.67万台,检测试剂盒2.25亿人份,红外线测温仪4029万台,出口规模呈明显增长态势,有力支持了相关国家疫情防控。1月至4月,中欧班列开行数量和发送货物量同比分别增长24%和27%,累计运送抗疫物资66万件,为维持国际产业链和供应链畅通、保障抗疫物资运输发挥了重要作用。

开展国际科研交流合作。加强同世界卫生组织沟通交流,同有关国家在溯源、药物、疫苗、检测等方面开展科研交流与合作,共享科研数据信息,共同研究防控和救治策略。科技部、国家卫生健康委、中国科协、中华医学会联合搭建"新型冠状病毒肺炎科研成果学术交流平台",供全球科研人员发布成果、参与研讨,截至5月31日,共上线104种期刊、970 篇论文和报告。国家中医药管理局联合上合组织睦邻友好合作委员会召开"中国中西医结合专家组同上海合作组织国家医院新冠肺炎视频诊断会议",指导世界中医药学会联合会和世界针灸学会联合会开展"中医药抗疫全球直播""国际抗疫专家大讲堂"等活动。中国科学院发布"2019 新型冠状病毒资源库",建成"新型冠状病毒国家科技资源服务系统""新型冠状病毒肺炎科研文献共享平台",截至 5 月 31 日,3 个平台为全球超过 37 万用户提供近 4800 万次下载、浏览和检索服务。建立国际合作专家库,同有关国家开展疫苗研发、药品研发等合作。充分发挥"一带一路"国际科学组织联盟作用,推动成员之间就新冠病毒研究和新冠肺炎治疗开展科技合作。中国医疗机构、疾控机构和科学家在《柳叶刀》《科学》《自然》《新英格兰医学杂志》等国际知名学术期刊上发表数十篇高水平论文,及时发布新冠肺炎首批患者临床特征描述、人际传播风险、方舱医院经验、药物研发进展、疫苗动物实验结果等研究成果。同有关国家、世界卫生组织以及流行病防范创新联盟(CEPI)、全球疫苗免疫联盟(GAVI)等开展科研合作,加快推进疫苗研发和药物临床试验。

（三）国际社会团结合作共同抗疫

疫情在全球传播蔓延的形势令人担忧。无论是阻击病毒的传播蔓延,还是抵御不断恶化的全球经济衰退,都需要国际社会团结合作,都需要坚持多边主义、推动构建人类命运共同体。团结合作是国际社会战胜疫情最有力武器。未来的成败取决于今天的作为。中国呼吁各国紧急行动起来,更好团结起来,全面加强合作,联合抗疫,共克时艰。

有效开展联防联控国际合作。应对疫情必须各国协同作战,建立起严密的联防联控网络。疫情发生以来,世界卫生组织秉持客观公正立场,积极履行职责,采取一系列专业、科学、有效措施,为领导和推进国际抗疫合作作出了重大贡献。中国坚定支持世界卫生组织发挥全球抗疫领导作用,呼吁国际社会加大对世界卫生组织政治支持和资金投入,调动全球资源打赢疫情阻击战。中国主张,各国在世界卫生组织的指导和协调下,采取科学合理、协同联动的防控措施,科学调配医疗力量和重要物资,在防护、隔离、检测、救治、追踪等重要领域采取有力举措,同时,加强信息共享和经验交流,开展检测方法、临床救治、疫苗药物研发国际合作,继续支持各国科学家开展病毒源头和传播途径的全球科学研究。中国呼吁,二十国集团、亚太经合组织、金砖国家、上海合作组织等多边机制加大机制内对话交流与政策协调力度,二十国集团成员切实落实二十国集团领导人特别峰会达成的共识。开展联防联控国际合作,大国的负责任、担当和主动作为至关重要。中国愿同各国包括美国加强交流合作,共同应对疫情挑战,特别是在疫苗和特效药的研发、生产和分发上开展合作,为阻断病毒传播作出应有贡献。

合作应对疫情给世界经济带来的影响。疫情在全球传播蔓延,人员流动、跨境商贸活动受阻,金融市场剧烈震荡,全球产业链供应链受到双重打击,世界经济深度衰退不可避免,国际社会联手稳定和恢复世界经济势在必行。中国愿同各国一道,在加强疫情防控的同时,一齐应对日益上升的全球经济衰退,加强国际宏观经济政策协调,共同维护全球产业链供应链的稳定、安全与畅通。新冠肺炎疫情改变了经济全球化形态,但全球化发展大势没有改变,搞"脱钩""筑墙""去全球化",既割裂全球也难以自保。中国主张,各国继续推进全球化,维护以世界贸易组织为基石的多边贸易体制,减免关税、取消壁垒、畅通贸易,使全球产业链供应链安全顺畅运行,同时,实施有力有效的财政和货币政策,加强金融监管协调,维护金融市场稳定,防止引发全球性金融危机导致世界经济陷入大规模、长周期衰退。中国将继续向国际市场供应防疫物资、原料药、生活必需品等产品,坚定不移扩大改革开放,积极扩大进口,扩大对外投资,为各国抗击疫情、稳定世界经济作出更大贡献。

向应对疫情能力薄弱的国家和地区提供帮助。 亚洲、非洲和拉美地区发展中国家特别是非洲国家,公共卫生体系薄弱,难以独立应对疫情带来的严峻挑战,帮助他们提升疫情防控能力和水平是全球抗疫的重中之重。中国呼吁,联合国、世界卫生组织、国际货币基金组织、世界银行等多边机构向非洲国家提供必要的紧急援助;发达国家向发展中国家特别是非洲国家提供更多物资、技术、人力支持,在全球抗疫中担负更多责任、发挥更大作用。中国积极参与并落实二十国集团缓债倡议,已宣布77个有关发展中国家暂停债务偿还。在向50多个非洲国家和非盟交付医疗援助物资、派出7个医疗专家组的基础上,中国将进一步加大援非抗疫力度,继续向非洲国家提供力所能及的支持,援助急需医疗物资,开展医疗技术合作,派遣更多医疗专家组和工作组,帮助非洲国家提升疫情防控能力和水平。中国将向联合国人道应对计划提供支持。

坚决反对污名化和疫情政治化。面对新冠病毒对人类生命安全和健康的严重威胁，当务之急是团结合作、战胜疫情。人类的共同敌人是病毒，而不是某个国家、某个种族。中国呼吁国际社会更加团结起来，摒弃偏见和傲慢，抵制自私自利、"甩锅"推责，反对污名化和疫情政治化，让团结、合作、担当、作为的精神引领全世界人民取得全球抗疫胜利。中国是病毒受害国，也是全球抗疫贡献国，应该得到公正对待而不是责难。中国在疫情初期就向国际社会发出清晰而明确的信息，个别国家无视这些信息耽误疫情应对和拯救生命，却反称被中国"延误"，真是"欲加之罪，何患无辞"。中国始终坚持公开、透明、负责任原则及时向国际社会公布疫情信息，无端指责中国隐瞒疫情信息和死亡病例数据，是对 14 亿中国人民、对被病毒夺去生命的逝者、对数百万中国医护人员的极不尊重，中国对此坚决反对。新冠病毒是人类未知的新病毒，病毒溯源是科学问题，需要科学家和医学专家进行研究，基于事实和证据得出科学结论。通过转嫁责任掩盖自身问题，既不负责任也不道德，中国绝不接受任何滥诉和索赔要求。面对疫情在全球传播蔓延，中国向国际社会提供力所能及的援助，源于中国人民的古道热肠,源于对其他国家人民遭受疫情苦难的感同身受,源于面对灾难同舟共济的人道主义精神,源于大国的责任和担当,绝非输出中国模式,更不是为谋求所谓地缘政治利益。

健全完善惠及全人类、高效可持续的全球公共卫生体系。人类发展史也是同病毒的斗争史。当前,全球公共卫生治理存在诸多短板,全球传染病联防联控机制远未形成,国际公共卫生资源十分匮乏,逆全球化兴起使得全球公共卫生体系更加脆弱。人类终将战胜疫情,但重大公共卫生突发事件对人类来说不会是最后一次。中国呼吁,各国以此次疫情为鉴,反思教训,化危为机,以卓越的政治远见和高度负责的精神,坚持生命至上、全球一体、平等尊重、合作互助,建立健全全球公共卫生安全长效融资机制、威胁监测预警与联合响应机制、资源储备和资源配置体系等合作机制,建设惠及全人类、高效可持续的全球公共卫生体系,筑牢保障全人类生命安全和健康的坚固防线,构建人类卫生健康共同体。中国支持在全球疫情得到控制之后,坚持客观公正原则和科学专业态度,全面评估全球应对疫情工作,总结经验,弥补不足。中国主张,为人类发展计、为子孙后代谋,各国应立即行动起来,采取断然措施,最大限度消除病毒对人类的现实和潜在威胁。中国作为负责任大国,始终秉持人类命运共同体理念,积极推进和参与卫生健康领域国际合作,认真落实习近平主席在第 73 届世界卫生大会视频会议开幕式上提出的 6 点建议和 5 项举措,为维护地区和世界公共卫生安全,推动构建人类卫生健康共同体作出更大贡献。

结 束 语

中华民族历经磨难,但从未被压垮过,而是愈挫愈勇,不断在磨难中成长、从磨难中奋起。面对疫情,中国人民万众一心、众志成城,取得了抗击疫情重大战略成果。中国始终同各国紧紧站在一起,休戚与共,并肩战斗。

当前,新冠病毒仍在全球传播蔓延,国际社会将会面对更加严峻的困难和挑战。全球疫情防控战,已经成为维护全球公共卫生安全之战、维护人类健康福祉之战、维护世界繁荣发展之战、维护国际道义良知之战,事关人类前途命运。人类唯有战而胜之,别无他路。国际社会要坚定信心,团结合作。团结就是力量,胜利一定属于全人类!

新冠肺炎疫情深刻影响人类发展进程,但人们对美好生活的向往和追求没有改变,和平发展、合作共赢的历史车轮依然滚滚向前。阳光总在风雨后。全世界人民心怀希望和梦想,秉持人类命运共同体理念,目标一致、团结前行,就一定能够战胜各种困难和挑战,建设更加繁荣美好的世界。

责任编辑:刘敬文

图书在版编目(CIP)数据

抗击新冠肺炎疫情的中国行动/中华人民共和国国务院新闻办公室 著. —北京:
人民出版社,2020.6
ISBN 978－7－01－022183－0

Ⅰ.①抗…　Ⅱ.①中…　Ⅲ.①日冕形病毒-病毒病-肺炎-疫情管理-中国
Ⅳ.①R563.1

中国版本图书馆 CIP 数据核字(2020)第 092382 号

抗击新冠肺炎疫情的中国行动

KANGJI XINGUAN FEIYAN YIQING DE ZHONGGUO XINGDONG

(2020 年 6 月)

中华人民共和国国务院新闻办公室

人民大版社 出版发行
(100706　北京市东城区隆福寺街 99 号)

中煤(北京)印务有限公司印刷　新华书店经销

2020 年 6 月第 1 版　2020 年 6 月北京第 1 次印刷
开本:787 毫米×1092 毫米 1/16　印张:6
字数:50 千字

ISBN 978－7－01－022183－0　定价:20.00 元

邮购地址 100706　北京市东城区隆福寺街 99 号
人民东方图书销售中心　电话 (010)65250042　65289539